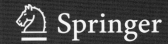

女性会阴部美容外科学

Aesthetic Vaginal Plastic Surgery

A Practical Guide

主编：（哥伦）利纳·特里亚纳（Lina Triana）

主译：朱 琳 张蔚宣 蒋 亦

副主译：郑心媛 吴志贤 林立荃

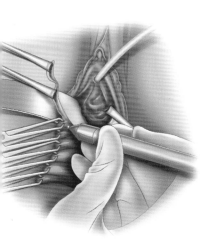 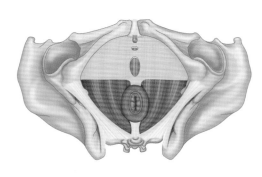 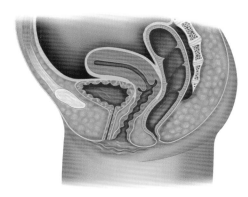

北方联合出版传媒（集团）股份有限公司

辽宁科学技术出版社

·沈阳·

First published in English under the title

Aesthetic Vaginal Plastic Surgery:A Practical Guide

by Lina Triana, edition:1

Copyright © Springer Nature Switzerland AG, 2020

This edition has been translated and published under licence from

Springer Nature Switzerland AG.

©2021 辽宁科学技术出版社

著作权合同登记号：第 06-2020-48 号。

图书在版编目（CIP）数据

女性会阴部美容外科学／（哥伦）利纳·特里亚纳
(Lina Triana) 主编；朱琳，张蔚宣，蒋亦主译 . —沈阳：
辽宁科学技术出版社，2021.3

ISBN 978-7-5591-1930-8

Ⅰ . ①女…　Ⅱ . ①利…　②朱…　③张…　④蒋
…　Ⅲ . ①会阴 – 整形外科学　Ⅳ . ① R713.2

中国版本图书馆CIP数据核字（2020）第251715号

出版发行：辽宁科学技术出版社
　　（地址：沈阳市和平区十一纬路 25 号　邮编：110003）
印 刷 者：辽宁新华印务有限公司
经 销 者：各地新华书店
幅面尺寸：210 mm × 285 mm
印　　张：11.5
插　　页：4
字　　数：300 千字
出版时间：2021 年 3 月第 1 版
印刷时间：2021 年 3 月第 1 次印刷
责任编辑：凌　敏
封面设计：顾　娜
版式设计：义　航
责任校对：黄跃成　王春茹

书号：ISBN 978-7-5591-1930-8
定价：168.00 元

投稿热线：024-23284363
邮购热线：024-23284502
邮箱：lingmin19@163.com
http://www.lnkj.com.cn

作者序

    为什么我会从事女性会阴年轻化工作呢？当我还是个孩子的时候，我是一个观察者。我说话不多，因而成了一个擅长倾听的人，这使我得以有机会发现，通过积极的倾听，我真的可以帮助到别人。作为一个诚恳的倾听者，我曾遭遇了一件与马有关的意外，这使我开始害怕马，我下定决心参加骑马课程，希望能够克服对马的恐惧。似乎是偶然中的必然，最后我对马有了特殊的感情，而骑马成了我求学早年热爱的活动。对马和骑马的喜爱引领我进入了竞争激烈的马术领域，这帮助我理解了努力、自律和牺牲对于实现目标的重要性，之后这些认知一直陪伴着我走过人生的每一段。

    了解到诚恳的倾听能够帮助他人，我在高中毕业时决定学习医学。我发现如果想要成为一个医师，单纯治疗患者的疾病是不够的；我想要给他们更多，要改善他们的生活质量，也正是因此，我最终成为一名整形外科医师。我们不应忘记整形外科医师是怎么产生的——是因为想要改善在两次世界大战中受伤的战士们的生活质量。两次世界大战期间，技术的进步使我们能够挽救在战场上受伤的战士，但令人奇怪的是，虽然战士的生命被挽回了，但他们却并不想活下去；整形外科的先驱者们发现，恢复生活质量比挽救生命更加重要。

    非常幸运地，我在 3 位业务繁忙的美容整形外科医师的指导下开始了我的整形外科生涯，他们所有不开心的患者都由我接诊；我做的正是我最了解的事情：倾听。在诚恳的倾听下，患者开始打开心扉，有许多患者想要改善自己的私密处和性体验，这正是我开始对女性会阴年轻化感兴趣的起因。这促使我开始学习会阴美容手术和会阴年轻化治疗，以真正地改善我的患者的生活质量，这也是我从 2005 年以来一直在做的事。

    2007 年，当我开始宣讲会阴年轻化治疗时，许多同行对这些治疗是否应由整形外科医师开展并不确定；类似"为什么要给正常的外阴做手术"这样的问题并不少见。这些也是隆乳术刚刚开始时整形外科医师们经常提出的问题，而如今隆乳术已经成为最流行的美容治疗之一。当时我心中有一个目标，即与同行们分享会阴年轻化治疗对于患者的重要性，因此我将这个领域的教育和宣讲坚持到了今天。而今天，我很高兴地看到在众多大型的美容外科会议上，都有女性会阴年轻化专场，而相关的治疗数量在近年来也处于不断的增长中。虽然会阴美容手术操作的数量不断增长，但还是有很多妇科、泌尿外科和整形外科医师对于是否应该开展阴道紧缩术抱有疑虑；但我认为，这一手术的普及只是时间问题。为了掌握女性会阴年轻化治疗方法，我们需要能够开展手术的和非手术的、外阴的及会阴阴道的年轻化治疗；为了实现这一目的，我们需要掌握相应的知识、进行相关的培训和积累足够的经验。

    本书以 18 章的篇幅对常见的外阴及会阴阴道年轻化手术技术和非手术治疗方法进行了总结，内容涵盖开展女性会阴年轻化治疗的意义、如何建立女性会阴年轻化业务线、如何正确评估、技术的沿革、相关解剖、手术技术及预防并发症等。本书帮助读者掌握的正是患者的所想所需。这些治疗不仅可以改善她们的生活质量、增进她们的性健康，也将为她们的生命赋能。本书是想要掌握女性会阴年轻化治疗的妇科、泌尿外科和整形外科医师的必备参考。

哥伦比亚共和国卡利市　利纳·特里亚纳（Lina Triana）

译者序

《女性会阴部美容外科学》（*Aesthetic Vaginal Plastic Surgery*）是哥伦比亚整形大师利纳·特里亚纳（Lina Triana）博士近年来的一本重要著作，成书于 2020 年。

伴随我国经济水平的发展，广大女性追求健康、追求美丽、追求生活质量的时代已经到来。女性会阴部整形与抗衰老同时受到学术界、市场和女性朋友们三方的关注，已经成为整形美容外科与妇科的新的学术交叉点。

本书共计 18 章，分项介绍了女性会阴部整形美容外科学的经典诊疗方案与新技术，不仅涵盖手术技术，更阐述注射、光电技术及 PRP 等新技术在女性会阴部整形领域的应用。本书用笔洗练，内容全面，总结了作者在女性会阴部整形领域 10 余年的经验，不失为初学者踏入女性会阴部整形领域的入门图书，即使会阴部整形领域工作多年的从业者读来，仍能引起共鸣并激发灵感。

我出生于医学之家，从小在医学院校长大，医学耳濡目染的影响，使我选择并考入山东大学医学院。2003 年，医学院毕业后，我有幸进入北京协和医院外科工作。3 年的住院医师规范化培训使我较为全面地掌握了外科医生的基本技能。从小学习美术的经历，对美学的执着与热爱，使我对整形美容专业产生了浓厚的兴趣。住院医师培训结束之后，我有幸师从北京协和医院整形美容外科乔群教授和王晓军教授，进入整形美容外科工作。

为了不断提高整形手术的技术水平，2012 年我赴美国 MD Anderson 肿瘤中心学习，2014 年，又赴美国 Mayo 医学中心进行了为期 1 年的 Fellow 培训。学习使人增长知识，开拓眼界，使我增强了对医学的责任感、使命感，并不懈地去探索和追求。《女性会阴部美容外科学》这本书使我如获至宝，为将书中先进的理念、先进的技术介绍给全国同行，我尽心尽力完成了本书的翻译工作。目前国内女性会阴部整形领域相关从业者的水平良莠不齐，正规从业者求学若渴但相关书籍较少，而部分非法从业者恣意妄为，扰乱学术界与市场，衷心希望本书能够成为有助于医生朋友们成长的"良师益友"。

最后，我要感谢我的恩师王晓军教授在本书翻译工作中给予的帮助和鼓励！

感谢翻译团队多名专家的共同努力！

感谢辽宁科学技术出版社在本书版权协商、编辑及出版过程中的辛勤劳动！

感谢所有关心我们学科发展、技术进步以及帮助我们成长的朋友们！

朱　琳

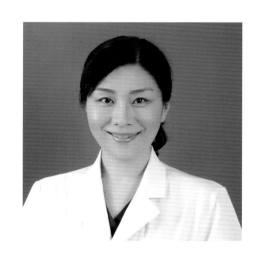

朱　琳

女，医学博士，北京协和医院整形美容外科副教授，硕士生导师。2003 年毕业于山东大学医学院，同年进入北京协和医院外科工作，2014 年获得北京协和医学院整形外科博士学位，同年获国家留学基金委资助，赴美国 Mayo 医学中心，进行 1 年的 Fellow 培训。

主持国家自然青年基金项目 1 项，在国内外医学期刊公开发表文献 30 余篇，其中 SCI 文章 10 余篇。现任海峡两岸医药交流协会女性会阴整形与美容分委会副主任委员、中国非公立医疗机构协会会阴整形与美容分委会副主任委员、中华医学会整形外科学分会医学与艺术学组委员、中国医师协会美容与整形医师分会乳房亚专业委员等。

专业特色：

女性会阴美容与年轻化手术（小阴唇整形、阴道紧缩术、阴蒂整形、大阴唇整形及性敏感度调整术）；乳房整形与美容手术（隆乳术、乳房缩小整形术、乳房下垂矫正术、副乳及乳头畸形矫正术、男性乳房畸形手术）；面部综合美容手术（重睑手术、眼袋手术、面部除皱手术）以及面部注射美容术。

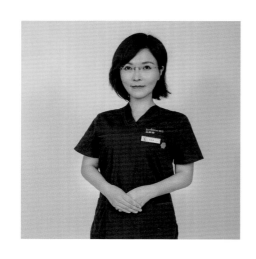

张蔚宣

美容整形医师

医学硕士

北京画美医疗美容医院私密中心　院长

国际性美学 & 私密整形协会　副主席 & 副会长

中国妇幼保健协会医疗美容专业委员会私密整形学组　委员

中国性学会中国私密整形与产业分会　常务委员

中国整形外科内镜与微创医师协会私密论坛　副主任委员

中国医师协会生殖医学专业委员会　委员

中国整形外科内镜与微创医师大会私密整形分会　委员

中国抗衰老医美大会私密整形论坛　副主席 & 秘书长

擅长项目：

妇科疾病诊疗、外阴及阴道综合整形及功能修复：私密注射、线雕、小阴唇阴蒂手术、阴道紧缩术、阴道内外光电治疗、盆底康复等。

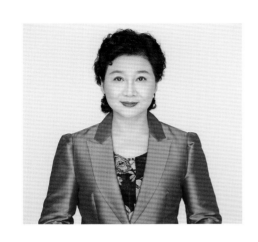

蒋 亦 教授

整形外科　主任医师
美容皮肤科　主诊医师

　　1979—2003 年从事整形外科，2004 年至今从事生殖抗衰整形以及性病皮肤病治疗。从事医疗美容微创整形、皮肤抗衰、生殖抗衰、电光能量之光纤激光物理美容、皮肤病与性病等专业临床教学及科研工作 40 年。

　　擅长运用自然疗法和基因重组精准疗法，并独创皮肤基因靶向精准给药的微创治疗，以及自体免疫细胞再生综合疗法。在年轻化抗衰老领域具有科学敏锐的国际化学术眼光、深厚的理论基础以及艺术家般的审美标准，操作手法精准高效、临床经验丰富，作品生动自然。2004 年取得全国首批医疗美容主诊医师资格证书（美容皮肤及美容应用技术）。

学术团体任职：

· 国际性美学与私密整形协会　理事
· 华南医学美容专家委员会　常委
· 中国中西医结合学会医疗美容专业委员会　常委
· 中国整形美容协会中西医结合分会皮肤综合抗衰专业委员会　常委
· 中国整形美容协会中西医结合分会面部综合管理专业委员会　常委
· 整形外科内镜与微创专业委员会　委员

译者名单

主　译

朱　琳　张蔚宣　蒋　亦

副主译

郑心媛　吴志贤　林立荃

译　者

傅金萍　上海美美医疗美容门诊部
郭和嵘　上海芷妍医疗美容门诊部
何晨曦　贵州医科大学
蒋　亦　武汉市第五医院第三门诊
李　辉　北京颜鉴多微美医疗美容诊所
李鹏超　北京华韩医疗美容医院
林立荃　广州安美医疗美容门诊部
覃新月　广西南宁东方医疗美容医院
孙　莹　上海惠元医院
王　一　北京美莱医疗美容医院
吴志贤　中国医药大学附属医院台北分院
徐梦琼　上海易美医疗美容门诊部
张蔚宣　北京画美医疗美容医院
郑心媛　杭州华山连天美医疗美容医院
朱　琳　中国医学科学院北京协和医院

目　录

百特美传媒产品与服务

图书 - 海量医美行业学术技术书籍
海外图书版权引进
国内图书版权输出
原创学术图书出版
行业全科图书销售

视频 - 权威医美学术技术视频教程
海外技术视频大全
国内全科视频教程
视频教程编委征集

点播平台：

会议培训
百特美国际医学美容学术技术大会
时间：每年 3 月底　规模：1500 人
未来医美学院系列
标杆医院　特色技术

内容与资讯
政策解读、行业热点、人物访谈、信息发布

关注公众号　精彩在其中

第一部分

导言

第一章　为何开展女性会阴年轻化治疗

自 20 世纪中叶美容手术操作出现以来，其作为求美的选项之一正被越来越多的人选择。人类对任何与改善外观、阻断自然的衰老进程或重焕青春相关的事物都有极大的好奇和兴趣，更不用说如今这些事物也由于可观的利润而具有商业上的吸引力了。

美容手术操作的出现是为了满足这样一群患者的需求：针对他们，拯救生命并不足够，还需要改善生活质量。今天，每个人，不论是否是医师，都希望能进入美容领域，有时甚至是在没有正确的知识、培训和经验的情况下贸然闯入；许多人仅仅是希望获得与美容相关的经济利益。

有趣的是，当这些求美者最初出现时，他们对于医学界而言更多是一种挑战，只有少数的、具有热情的外科医师精神的医师勇于接受这种挑战，向前迈进一步，不仅挽救患者的生命，也尝试寻找使存活者的生命更有意义的方法。当时，并没有多少医师愿意付出额外的辛苦，大部分还是愿意继续留在较为简单、没有未知的传统道路上，即"仅仅"救回患者。

那些整形外科的先驱们当时常常受到同行的批评，被怀疑是否值得付出如此多的时间、心力，承受如此大的风险，仅仅只为了结果能够更好一点点。手术或操作是否安全？治疗是否真的对患者有益？恰似今时今日，当医学界讨论起女性会阴年轻化手术操作的时候会提出的问题。

当时，并没有多少医师愿意接受重建及改善生活质量的挑战；事实上，由于看似投入太多而回报甚微，许多医师都不感兴趣。但现在众所周知，美容业是热门行业，人人都想进入这一领域。

有没有可能，许多进入这一行业的医师只是出于商业的考虑，因为医保赔付款不足以填满他们的腰包？还是他们真的想要为求美者服务？希望进入和已经进入美容市场的人，都应该认真考虑这些问题。

正如我一直告诉我的孩子的话："你对什么充满热情，就要在生活中选择从事它，因为只有这样，你才能全力以赴，而不会有做出牺牲的感觉。"

让我们重温希波克拉底誓言，"始终为患者提供最好的治疗，绝不造成伤害"；我们是否真的想要将最好的提供给患者，或者我们只是想要赚取利润、赶上风口？作为医师，我们本不擅长在财务上精打细算；如今，由于产业推动追求商业利益，商人们正在进入我们的专业领域，使我们参与到他们新技术的游戏中，他们试图使我们和我们的患者相信"越新，越好"，让我们购买他们的仪器设备（而其宣传并没有强有力的随访或科研数据支持），而我们最终不得不向患者推荐这些仪器，因为除此之外没有其他可以覆盖购置仪器设备支出的方法。我们不要落入这样的陷阱，我们要始终牢记患者才是我们行医的初心；

我们需要回到基础上来，倾听患者所述，理解他们的所想所需，只有如此，我们才能制订对他们而言最好的治疗计划。我们需要掌握各种相关的手术和操作，而不是认为某种特定的仪器能够满足患者的所有需求。这一点我们务必谨记于心，尤其当我们考虑进行女性会阴年轻化治疗时。

如果我们真的对这些美容手术操作充满热情，并且愿意陪伴求美者了解他们的疑惑和恐惧，付出时间和耐心真正地倾听他们的讲述，许多时候我们的最终建议可能是，"您想要接受这个操作的原因是错误的"。

我们常常需要下定决心拒绝求美者的要求，即使他 / 她坚持"我就是要做这个手术 / 操作！"；能够做出这样的决定，意味着我们真的具有了美容整形外科医师思维；注意，当接诊求美者时，仅有修复整形外科医师的思维是不够的，我们需要有额外的敏感性，能够理解每个特定的求美者，制订针对性的治疗计划（美容手术操作不欢迎模具或既定的方案；医师是人体的雕塑家），并且确保求美者真正理解手术和非手术治疗后的预期效果。

与其他专科医师相比，美容整形外科医师有巨大的优势：首先，我们具有审美视角，这是贯穿我们的专业训练和执业经验的主题；此外，如今整形外科在手术和非手术视角的理解使得我们能够提供从非手术到手术治疗的全套解决方案，使得为我们的求美者提供最好的治疗真正成为可能。一个外科医师可能倾向于一直将外科手术作为治疗选项，而一个专精注射的医师则可能只能为求美者提供注射类治疗，两者均可能治疗过度，最终不能给求美者最好的结果，反而造成不自然的结果，违反了美容手术操作的基本原则：赋予求美者以和谐！

手术和非手术的美容操作均可以为求美者带来改变，但目的始终是"带来自然的外观"。美容整形外科以不和谐为目的（例如 20 世纪 80 年代的连续剧《海滩救护队》中的巨大乳房）的时代已经一去不复返了——谢天谢地！——美容整形外科操作和美容医学如今的目标是为面部和身体（如今也包括阴道）带来和谐，保持自然的外观。

美国美容整形外科学会（American Society for Aesthetic Plastic Surgery，ASAPS）统计的数据显示，过去几十年内，美容手术操作数量增长了 500%，普罗大众先是对美容整形外科手术感兴趣，自 20 世纪 90 年代开始则热衷于非手术美容操作，后者如今正是求美者需求最多的治疗选择。因此，在这 500% 的增长里，仅有 80% 属于美容手术，而其他的增长都属于非手术美容操作。

回顾数十年来整形外科的发展，我们可以看到，诸如吸脂、隆乳等整形外科手术最早开始开展的时候，其因具有和今时今日女性会阴年轻化类似的患者需求而发展迅速，但在医师甚至是许多美容外科同行中却并未迅速获得认可，因为医学界当时并不确定这些手术是否可以让患者受益、是否安全，以及如何界定正常和非正常，所有这些问题当时都不甚明了。然而，时至今日，这两种手术已经是全球整形外科医师开展最多的两种手术。

现在，摆脱沉积的脂肪、美化腰部或臀部的曲线、改善乳沟、淡化面部的皱纹都已经是常规的手术操作，为什么女性会阴年轻化治疗不可以是呢？根据国际美容整形外科学会（International Society of Aesthetic Plastic Surgery，ISAPS）的全球统计数据，过去 3 年来，女性会阴年轻化治疗是增长最快的手术操作之一，在美国有超过 8000 位女性选择。通过基于美学的女性会阴年轻化治疗，我们可以使女性的身体获得和谐、重建她们的性感、使她们的心灵真正获得释放，从而切实地提高她们的生活质量。

如果我们回顾性感一词的演变，我们会注意到，在 20 世纪 60 年代，一切都依赖于想象，而如今人们可以接触到许多直观的画面，这也使得普罗大众在谈论自身的性感时更为开放、自然。此外，由于剔除私密处所有毛发的做法（巴西式比基尼脱毛）逐渐流行，女性也开始更多地关注其外阴的外观。另外一个促使她们更加关注外阴区的因素是着装。现代女性常穿着紧身衣物，有时甚至没有内衣，这使得阴唇过长的女性外阴部位会遭受更多的摩擦；此外，穿着紧身的运动服装也会带来影响。

阴唇过长的女性如果投身健身热潮，仍然会受到困扰。她们身材纤细、皮下脂肪少、长时间运动、大量出汗、穿着紧身衣物，运动期间，这些女性常常会觉得"下面"酸痛，运动量大时感觉尤其糟糕，从而与她们所追求的目标相冲突——她们想要通过运动而更加健美！所有这些使得许多女性对其外阴感觉不适或不悦，有时甚至影响到其"亲密关系"。

性健康对于均衡愉悦的性生活至关重要。性生活不仅使我们获得快乐，也可以增进与配偶的关系，给生活带来情绪色彩。

虽然许多年来，任何与生殖器有关的话题都被视为禁忌，尤其是由女性提出讨论时；但如今女性正日益掌握更多的自由，可以谈论这些话题，并表达她们对于性行为和性满足的观点。许多文化将阴道视为是污秽的，甚至刻意赋予其羞耻的隐含意义；这种思维代代相传，将女性放在次要的位置上，使她们难以表达真实的感受，但事实上，阴道本身一直是女性的力量源泉之一。

自人类诞生以来，阴道便在繁衍中扮演了非常重要的角色，是它使得人类可以在这个星球上延续。繁衍是一种自然的欲望，希望将我们的基因传递下去，继续生命的旅程；阴道作为一个器官，其作用远不止是帮助物种延续，或是提供感受欢愉的方式，某种意义上来说，阴道是女性的本质、秘密，以及最深的自我意识。

正是阴道赋予女性其作为女性的力量。世界历史上，从未有一个名词像"阴道"这样，能够使人如此好奇、迷恋、不能自拔。国家兴亡，战火连天，兵家胜败，皆可因它而起。生命通过它而获得，尘世的欢愉在它的私密中达成；而对于每一个女性而言，其私密部位，以及她对它们的感受，是使她成为她自己的独特元素。

这使得我们注意到一个在讨论女性生殖器时常常遇到的问题：什么是正常？这里我们需要意识到，没有两名女性的外阴是完全一样的，它们本无须如此。检视寻求会阴年轻化治疗的女性应该同检视寻求隆乳的女性一样。

我们应该记得，20世纪70年代晚期和20世纪80年代早期，对于什么是正常的乳房、具有据信为"自然"乳房外观的女性是否适合接受隆乳手术同样众说纷纭。如今，我们都明白，没有两位女性会有相同的乳房，即使是同一位女性，其两侧乳房也不会完全对称。因此我们在术前需要让患者充分意识到这一点，反复地强调其双侧乳房就像是姐妹而非同卵双胞胎，而且就算进行了手术，它们也不会变成"同卵双胞胎"。

这一在判断是否行乳房手术时已经深入人心的观念确实带来了行业的进步，根据去年 ASAPS 和 ISAPS 的统计数据，隆乳手术操作已经是世界上数一数二的最常进行的美容整形外科操作。如今，如果一位女性期望有更深的乳沟，或更挺拔 / 丰满 / 娇小的乳房，她毫无疑问适宜接受乳房手术。由于每位女性对其乳房的视角各不相同，无须定义乳房解剖中什么是真正的正常。作为整形外科医师，我们的作用是理解患者的需求和感受；因此，我们需要重视倾听患者所述，并制订能够满足其需求的外科治疗计划。但整形外科医师不是魔术师，患者也需要明白这一点，并对他们的手术有符合实际的预期。

曾经，求美者要求医师选择她们的乳房假体型号，不论医师说什么都全盘接受，这样的年代早已一去不返。我们需要牢记，女性会阴美容手术操作和其他美容手术操作并无二致。

与求美者沟通，倾听她的讲述，尝试理解她的困扰，进行检查，并努力制订将你的能力水平和她的需求有机结合的最好治疗计划，以使求美者满意。

每位女性的私密处都是独特的，每位女性对于其私密处的感受也各不相同，因此学习或者计划使用任何女性会阴年轻化治疗技术时，我们必须清楚地意识到我们不是在就着模具打造成品。作为整形外科医师，只有综合考虑整个手术区，才能提供最好的外科治疗方案；切记，与任何其他美容 / 整形外科手术操作一样，对外阴 / 阴道部位操作的目的与我们在日常美容诊疗中处理其他部位时的目的并无不同：为该部位带来和谐，从而改善求美者的生活质量。需要再次强调，须倾听求美者的表述，为她建立合理的预期，因为整形外科医师并非魔术师。

现代社会对于裸体更加包容，这一代人也更乐于分享其所蕴含的性感。女性可以自由地表示在产后其性满足发生了改变，影响了其性功能和生活质量，并最终开始寻找能够帮助其重获性满足的工具。

2013 年发表在《美容外科杂志》（Aesthetic Surgery Journal，ASJ）上的全美美容外科数据库（Cosmetic Surgery National Data Bank）统计数据就是这一趋势的有力证据；数据显示女性会阴年轻化治疗数量增长了 60%。另外，根据 ASAPS 的统计数据，女性会阴年轻化治疗数量自 2011 年至 2012 年增长了 40%。

世界日益开放和全球化，上述趋势在 ISAPS 的全球统计数据中也得到了印证：2011 年至 2013 年，全球会阴美容手术操作的总数增长超过 1 倍；至 2016 年仍保持增长，当年女性会阴年轻化治疗操作数量增长了 56%；2017 年，该数据继续取得增长。

今天，我们作为整形外科医师需要充分准备以恰当地回应求美者的需求。根据 ASAPS 报道，自 1997 年以来，美容手术和非手术操作的总量增长了 250%，而其中对于非手术操作有明显的偏好；在这 250% 的增长中，只有 8% 是由手术操作贡献的。值得注意的是，2011 年至 2012 年，美容手术操作数量的增长率只有 3%，但其中有 60% 是由女性会阴年轻化带来的。这显示了女性会阴年轻化手术数量进一步增加的巨大潜能。在女性会阴美容整形外科领域，我们应当提供先进的手术和非手术技术，以引领行业的发展。

我们要牢记整形外科肇始的初心：改善患者的生活质量。美容整形外科的目的是理解求美者的愿望和需求。会阴美容手术和其他美容手术操作并无不同；我们同样应当个性化地处理每一位求美者的会阴区域，并时刻牢记对于手术涉及的部位要有整体全面的认知。

我们应当摒弃陈旧的、将手术等价于小阴唇部分切除的观念，而应当意识到我们是在处理一个完整的人体解剖区域。我们不能只在腹部的一小块区域进行吸脂，而是应该对全腹部进行雕塑，以获得良好的效果；否则我们将造成局部的补丁样外观，就像车门上的凹坑和划痕一样。如果只是处理凹坑，给划痕补漆，反而会让它们变得更加明显；这样的修复的最终效果只会比修复前还要糟糕。有时，我们需要给整扇门甚至整辆车重新上漆，以获得外观的改善；同样的道理也适用于女性会阴区域。

女性从很早以前就开始承担服务的角色：女性被认为应当照看家族，同时男性则外出狩猎；她们需要照顾孩子和庄稼，而男性则承担体力劳动；后来，女性成为家庭主妇，管理着大事小事，却往往不受认可（虽然家庭主妇没有"真正的工作"，但她们仍然时时辛劳，没有获得任何人的承认，没有报酬，而是纯粹地服务）。

随着两次世界大战和工业化时代的到来，男性参与到战争中，女性开始获得真正的工作，并逐渐承担起更多的责任；随后，家庭开销逐渐需要两个人的收入，使得女性真正参与到工作、生活中来，迫使她们学习如何高效地分配时间（既要照顾她们"真正的工作"，还要照顾家庭）。

我们都知道，服务被刻在了女性的基因里；服务一直是女性的优先事项，所以女性在她们"真正的工作"里做的是什么呢？她们做的正是她们所擅长的，服务；这一重要的自然优势有时会被误解为软弱，但是女性正是依靠服务获得信任，从而开始在她们"真正的工作"中担负起事实上的领导角色。

真正为自己的社群服务的人常常成为领导者，虽然这并不一定是他们的目的；因为当你成为榜样时，你就是事实上的领导者。如果你能够赢得同僚的信任，而他们目睹你为了集体的利益而奔走，选择跟随你奋斗，你就成了领导者。女性常常是以这种方式进入领导地位的，而这也是我们为何能够见到真正的女性引领者，同时领导着自己的家庭和工作的机构。如今，女性也希望积极参与到解放自身的活动中来；通过解放自身，改善其在性方面的生活体验，并掌控其性感的领导权。

虽然女性在家庭和工作上自然而然地获得了领导能力，但她们在"亲密生活"中却不知所措、无法获得自由。性对于少女和成年女性都有太多禁忌，在为人母后更是如此。这些女性无法在性方面自由地舒展生活；许多女性专注于照顾家庭的需求、领导工作机构的运行，而她们自己的性则转入蛰伏。

就在几年前，如果一位女性鼓起勇气向医师倾诉，"医师，我行房时的感觉和之前不太一样"，医师会回答，"嗯，生完孩子之后这样是正常的"，或者最多会指导其进行 Kegel 训练。作为对比，我们用一位母亲作为例子，她在产后找到我们（美容整形外科医师）希望能够改善腹部。如果我们评估发现腹部有明显的肌肉分离，仅仅告诉她"怀孕之后腹部松弛非常常见，是正常的，您可以做仰卧起坐试着改善它"，这并不合适；她当然可能回家后每天做仰卧起坐，但她的肌肉分离仍旧无法获得解决。如果这些可怜的女性鼓起勇气向她们的医师或是伴侣倾诉，说她们性生活不够愉悦，希望能感觉到更多，她们得到的对待会一样甚至更糟。当她们得到的只有 Kegel 训练这一个选项时，可以想见她们会多么沮丧。

幸运的是，今天这些女性有了许多选择；一位女性有 Kegel 训练之外的其他方法可以改善性感。美容整形外科医师应该指导她们了解对她们而言最好的选择，但要做到这一点，我们需要保持对领域内新技巧和新技术的了解，以学习和理解所有目前可及的治疗选项。由于有了广阔的选择，女性不会再感觉沮丧，她们可以自由地表达，重拾自信，并能够在自己的性体验中重拾主动。

这样，女性就能够掌握其家庭、工作和性体验。

对于某些女性而言，会阴年轻化治疗可以将她们从类似于性冬眠的状态中解救出来；后者常常出现在生育之后，可以持续到孩子长大成人。摆脱这种状态意味着她能够找回自己与伴侣琴瑟和鸣的生活状态。对于其他女性，会阴年轻化治疗则可能使其最终发现自己与伴侣之间的共同语言已经所剩无几；部分女性甚至可以从手术操作获得重新生活、寻找新伴侣的勇气和自信。

所以，为什么要开展女性会阴年轻化治疗？如果我们真心希望帮助求美者，我们需要对女性寻求会阴年轻化治疗的趋势做好准备。如果时至今日仍然不认可整形美容外科医师应该开展这些手术操作，那么不得不说这是一种自欺欺人的行为。我们生活在一个沟通互联的时代，互联网使得众多事物都得以在全球传播，患者对这一话题的了解也日益增多。

我们可以检视一下典型的美容整形外科的患者：30～55 岁女性，已经生育，且 / 或正在经历人生的转变时期。美容整形外科手术操作可以使她们更加自信，从而最终带来更好的生活质量。我们每天接诊都会见到这样的求美者；她们要求做的正是这些美容整形外科手术操作，包括会阴年轻化治疗。我们甚至不需要吸引这些求美者来到我们的诊室：她们已经在候诊室里等待多时了。

因此，为她们提供这些手术操作可以帮助她们掌握自己的性体验，获得完整的人生。是否要跳上女性会阴年轻化治疗的"这班列车"，就看你的决定！

我们常常忘记历史，从而重蹈覆辙，因此不妨回顾一下其他美容整形外科手术的成功经历，例如吸脂术。20 世纪 70 年代晚期到 20 世纪 80 年代早期，求美者们希望能够去除多余的脂肪以改善身体的曲线，但当时现成的技术都会带来明显的瘢痕；此时，一种雕塑人体并且没有明显瘢痕的选项应运而生：吸脂术！

当时许多整形外科医师对于自己是否应该开展吸脂术心存疑虑；他们心里的问题和今时今日围绕女性会阴年轻化治疗的问题如出一辙：它是否安全？以我的身份和定位是否应该开展？如果发生意外，我是否会陷入麻烦？它属于我的专长领域吗？幸运的是，整形界选择了正确的方向，接纳了吸脂术。时间证明吸脂术的确是正确的选择；过去的几年里，根据 ISAPS 的统计数据，吸脂术一直在全球最常开展的美容整形手术操作中位居前两名。

我真心希望，如果你正在阅读此书，你已经准备好踏上"这趟列车"，开始开展女性会阴年轻化治疗。如果我们不为她们赋能，我们最终将会丧失今天美容整形外科的活动领域。

让我们再次回顾历史，看看对我们整形外科医师而言不算美好的局面是如何产生的，例如在美国整形外科医师协会（American Society of Plastic Surgeons，ASPS）和 ASAPS 开展的调查中发现的 747 效应：如果询问求美者"您会选择由谁为您进行美容整形外科手术操作？"，如同预期的，93% 的受访者回答"整形外科医师"（即只有 7% 的受访者会选择非整形外科专科的医师）；但如果向在非整形外科医师处接受非手术治疗并获得良好效果的求美者询问这一问题，情况会如何呢？令人震惊的是，虽然求美者知道相关医师并没有整形外科手术的资质，但最终的回答里，47% 的求美者会选择由非整形外科医师为其进行美容整形手术操作（译者注，原文 43% 应为 47%）。究其原因，是我们作为整形外科医师，受限于自己的外科思维，未能迅速地理解和跟随求美者的趋势和需求。

20 世纪 90 年代，由于经济不景气，加上生活方式和工作环境的改变，人们没有大段的时间用于术后恢复，求美者开始寻求非手术的治疗选择。正是由此时起，整形外科医师开始逐渐面临求美者的流失。我们是否希望同样地错过如今求美者寻求会阴年轻化治疗的趋势？如果我们不直面这一趋势，求美者就会去其他能够满足其需求的机构，后者也许不仅仅提供女性会阴年轻化治疗，还可能提供其他美容治疗，涉及面部、躯干、乳房，而我们将再次开始流失求美者，并且更糟糕的是，我们不单单丢失了面部这一阵地，还将乳房和躯干也让给了其他专科。这一切是否发生的决定权都在我们手中！

如今，女性在私密部位外观和性体验的问题上心态更加开放，这使得她们尝试掌控自己的性体验，也更多地要求进行外阴美容手术和阴道紧缩治疗。我们作为整形外科医师，也有责任接受相关的培训，从而在需要提供这一领域内的手术和非手术治疗时，能够更好地为求美者服务。理解和掌握会阴区域的相关知识对于整形外科医师而言至关重要，如此才能指导求美者做出对于其性健康最有益的选择。

本书的目的是系统地、细致地描述女性会阴年轻化的现有技术，帮助读者理解女性会阴年轻化手术及操作，对如何建立相关业务线、如何正确评估术区、如何制订成功的治疗计划和实施常见的女性会阴年轻化治疗给出建议。

阅读学习本书后，读者中的相关医师将具有在自己的日常执业中开展女性会阴年轻化治疗所需的能力。

如果你已经准备好学习开展这些治疗，请牢记希波克拉底誓言所述："始终为患者提供最好的治疗，绝不造成伤害。"为了实现这一誓言，我们首先应当获得与女性会阴年轻化治疗相关的知识、培训和经验。阅读学习本书将确保你走在正确的路径上。整形美容专科的未来就在我们手中！请牢记女性会阴年轻化技术的目的是为女性的性健康赋能，并跟随时代的潮流。

第二章　开展女性会阴年轻化业务的挑战

正如我们在第一章中所认识到的，女性会阴年轻化治疗确实是今时今日的潮流；统计数据清晰地显示了这一点。

最近一次 ISAPS 于 2016 年进行的全球调查显示，美容手术的总量增长了 8%，而外阴和阴道年轻化手术量则增长了 56%。女性会阴年轻化的的确确在今天的求美者中成为一种趋势。

但当我们说"外阴和阴道年轻化治疗"时，我们想表达什么呢？有许多的手术操作可以实现外阴和阴道的年轻化。我们不能将这两个区域完全分割开来，我们应该将其看成同一幅画卷的不同部分。

可以将女性会阴年轻化治疗比作汽车翻新。为了修复一辆老旧汽车，首先应该做出良好的评估，检查汽车内部及外部，以及发动机的状况。如果只是给划伤的车门上漆，会发生什么？这扇新上漆的门并不会给整辆车的美观带来整体的提升；相反，它看起来就像一块补丁：它根本不好看！此外，如果我们只对外观进行修复，而不处理内部和发动机，这辆车也不能算是修复了。所以不论是要做真正的汽车翻新还是做女性会阴年轻化治疗，我们都需要认真检查、全面处理。如果认为只需要做个小阴唇缩小整形术，把注意力集中在小阴唇切口的设计上，那么这就是一条错误的路径。

以前，诊所团队的目标是吸引新的求美者。但时至今日，吸引新的求美者已经不是最重要的事了，**留住求美者才是**！非手术美容操作不仅是美容手术业务的极佳补充，也是留住求美者的关键。务必让求美者体验手术和非手术操作，以真正获得她们的信任，成为她们的首选，从而使我们在同行中脱颖而出。

如果求美者选择了其他的医师，她们会信任那些医师，并接受由他们开展的会阴年轻化治疗。记得在上一章我们谈到了 747 效应；一旦求美者对医师建立了信任，她未来的美容手术操作都会优先考虑这位医师。我们既然希望求美者始终保持忠诚，那就要设法避免承受失去她们的代价。

美容操作和整形外科手术本质上并无差别；两者的目的都是改善求美者的生活质量。作为整形外科医师，我们应将求美者作为一个整体考虑、治疗：面部、躯干、心理，如今也应该包括阴道！只开展外阴年轻化手术是不够的；我们也应提供阴道年轻化手术，而现在我们还**必须**提供非手术的女性会阴年轻化治疗。

设想一位专注于注射的从业者，难道他不会更加倾向于一直对求美者进行注射治疗？如果，作为医师，我们积极获取手术及非手术美容治疗的知识、培训和经验，我们不但可以拓宽我们的能力储备，从而增加我们的可能性，而且也能够真正地服务求美者，为她们提供最好的治疗选择。

那么，我们如何更好地服务求美者？我们要倾听她们的讲述，制订真正能够满足她们所想、所需的治疗计划。患者告诉医师"您是专家，您说了算！"的年代已经一去不复返了！医师几乎被神化的年代也已经一去不复返了！如今，医师必须积极与患者沟通，准备好与其讨论何为最好的治疗选项。

医疗已经发生了变化，由于全球化使得知识触手可及，求美者在诊室里会对我们的评估和治疗计划提出许多疑问。时不时地，我们会遇到知识储备充足的求美者，希望积极地参与到自己的治疗计划中来，所以能够开展所有现有的治疗项目是非常重要的。

如果你真心希望展露专家的风范，并使得求美者确信你是为她们实施会阴年轻化治疗的最佳人选，你必须掌握这个领域内所有现有的技术。仅仅在女性会阴年轻化领域能够开展手术和非手术治疗是不够的。有些医师能够提供所有的美容治疗（不单单是手术），这使得求美者更有信心，她们会更加信任这些既能做手术也能做非手术治疗的医师，因为他们总能提供现有技术水平下的最佳治疗方案。这些医师比同行们要领先一步，他们的诊室有更多的求美者，而他们的潜在客户群体量也大于其他同行。另外，对于会阴年轻化治疗感兴趣的求美者和典型的求美者常常处于同一年龄段，其关心和顾虑也大致相同；注意，根据全球的统计数据，所有的美容手术操作中只有14%的求美者是男性。开展会阴年轻化治疗将会为你带来更多的女性求美者。

要如何从零开始建立女性会阴年轻化治疗的业务线呢？最开始可以尝试交叉销售，即：她们来接受其他的美容治疗，而你在合适的时机下让她们了解到你的团队也在开展会阴年轻化治疗。如何让求美者了解到你有这项业务呢？可以在候诊室里的广告、宣传册和视频里提及，但是宣传要尽量做到潜移默化，不要大张旗鼓。如果推广的内容涉及私密部位，或者和性有关，大张旗鼓的宣传会直接使得求美者不敢进一步咨询，因而务必避免。切记，她们可能羞于评论或询问，甚至不能自如地谈论自己的关心和顾虑；她们也不会想要在候诊室，或是与医师之外的其他人讨论这些话题。面诊的时间常常有限，我们直接开始检查评估，使得求美者没有合适的机会就会阴年轻化治疗进行询问，从而丢失了推广的最佳时机。

在求美者到达候诊室后向其分发问卷，要求其填写，并在其中隐晦地提出有关其对私密处和性体验感受的问题，这是一个好方法，可以用于打开局面。如果安排这样的问卷，并安排女性的团队成员（例如护士或客户服务专员）在场，询问一些关于个人信息和基础医疗史的非敏感问题，可以为求美者留出额外的时间，使其能够与该成员建立联系，向其吐露心声。此时，团队成员可以参考调查问卷，如果其显示求美者对于会阴年轻化治疗感兴趣，可以向其介绍一些基本概念，这样当她进入诊室由医师面诊时，谈论会阴年轻化治疗的气氛也已经准备好了。所有这些策略都会使得求美者有兴趣向你或者其他团队成员询问关于会阴年轻化的进一步讯息。

切记，关于会阴年轻化的直接营销必须潜移默化：如果宣传得过火，可能导致来自社区、同行和媒体的批评和争议；其中尤其要小心媒体，其对这一话题的报道可能在社区中造成这类治疗是廉价、肤浅的手术操作的印象。你当然不想面对那样的局面！切记：你在美容手术操作上已经是一名专家，而你绝不希望已经获得的地位受到任何损害！媒体曝光虽然可能提高你在女性会阴年轻化治疗方面的知名度，但也可能适得其反，毕竟这个话题仍然存在争议；所以你需要非常得体地处理它，只接待声誉良好的记者和媒体。

现在，我们已经做好了开展女性会阴年轻化治疗的准备，我希望你后退一步，扪心自问：你到底为什么想要开展这项业务？是因为你在追求什么吗？统计数据明确地显示需求旺盛，而你认为这是一个提升利润的好机会。是否因为你想领先于同行，证明自己是一个具有创新精神的医师，向求美者提供最新的治疗方法和技术，从而站在时代潮流前列？或者你希望能够在新闻中曝光，因为任何和性以及私密处有关的内容都会勾起读者的兴趣？女性会阴年轻化治疗是否会让你在社区里更为知名？这些在决定开展女性会阴年轻化治疗业务时都是合理的考虑，但是我建议你回到本质上：为什么。如果在你想要开展这一业务的原因里没有一条是与想要帮助求美者相关的，我强烈建议你重新考虑这件事。

首先，你为什么决定成为医师？

我们作为医疗领域的从业人员，都有为患者服务的意识。我们都知道想要成为医师，需要经历许多磨炼，甚至做出个人的牺牲，而我们年轻时热情地完成了这些。不分昼夜的值班、没有周末、不能和家人团聚、放弃假期，所有这些当时看起来都没有那么困难，因为我们热切地希望获得新的知识、训练和经验。毫无疑问，作为医师，我们肩负着服务他人的特殊使命，而这正是我们存在的意义：这才是我们的本质。我们永远不能忘记它；我们在专业训练结束时许下了承诺，以希波克拉底誓言说："始终为患者提供最好的治疗，绝不造成伤害。"

来到我们诊室要求行美容手术操作的许多女性求美者，在家庭和工作中都发挥着领导作用。多线作战意味着她们牺牲了花在自己或者配偶身上的时间。当她们的孩子长大成人，或是她们结束了一段稳定的关系时，她们开始重新审视自己，却发现一个衰老的、无法喜欢和认同的女人。她们希望重焕光彩，想要显得年轻，这也是她们找到我们想要做美容手术操作的原因。这些女性常常同时也想重新掌握她们的"亲密生活"，所以会要求进行会阴年轻化治疗。

如果我们真的想帮助求美者改善其生活质量，我们需要跟上她们的变化；现在，她们想要重新掌控自己的性体验。会阴年轻化治疗可以真正地为女性的性健康赋能，使其自由、感觉完整，从而在家庭生活、工作和性体验中都真正掌握主导权。

我们作为选择了从事美容手术操作的医师，需要记得我们在服务上要更进一步，不仅处理医学疾病和／或拯救患者的生命，我们还要改善他们的生活质量；有些事可能看起来微不足道，但却可能难以置信地能够为我们的患者赋能。

在人类历史上，美学受到文化、宗教、历史和进化的影响。因此"什么是美"的答案可能因时、因地、因人而异，此时，和谐和平衡的概念在美容手术操作中就扮演了重要的角色。今天，我们的目的虽然还是帮助求美者，但是方式中更多地考虑和谐，而美容医学的方式和手段必须始终以增进求美者的自然之美为目的，为其面部、躯干，如今也包括私密部位，带来和谐。

在 20 世纪 80 年代，求美者中的风潮是鲜明地向他人展示自己接受的美容手术操作效果，这强化了对于手术操作的不自然效果的重视，使手术操作变成了削弱躯体和面部和谐的手段。在那个年代的电视连续剧中可以看到这一风潮的鲜明案例，例如在《海滩救护队》中奔跑在沙滩上、面容姣好、乳房巨大的女性；那时这被认为是理想的女性形象！幸运的是，时移世易，美容手术的演变选择了正确的方向：赋予面部、躯干、私密部位和谐，由内而外地增进求美者的自然之美。

所以现在的问题是：什么是正常？什么是美的？

有数个类似的科学研究，将陌生人的面部照片随机展示给婴儿，发现后者在面对面部对称度高的照片时更容易露出微笑，这给了我们关于"什么是美的"一个提示：对称！对称是人类眼睛所认可的美。所以尽管美的观念可能因为文化、地域、时代不同而改变，当看到不同于我们的文化、时代或地域的人们的面部时，我们会根据其对称性判断他们是否是美的。

所以所有接受美容手术操作培训，或是想要开展美容业务的人，都应该了解基本的面部、躯干和女性会阴部位解剖，并知晓使得这些部位保持平衡和对称的参数。

关键的问题是理解美的含义，这虽然看似复杂，但对称给了我们重要的解答思路；然而我们不能忘记的是，整形外科医师作为人体的"雕塑家"并不是从零开始的，而是面对着一个已经存在着不对称的、我们无法完全改变的个体，正如我总是告诉我的求美者的："两侧乳房就像是姐妹，而不是同卵双胞胎，而且就算进行了手术，它们也不会变得一模一样，即使是上帝也没有给我们百分之百的完美。"

作为人体的"雕塑家"，我们的起点是特定的求美者及她的各种特征，所以我们需要做的第一件事是倾听和理解求美者的需求，随后我们应该结合自己的知识、培训和经验对求美者进行评估，明确在这个求美者身上能和不能做到什么；我们需要深刻理解术区的解剖和所有现有的（手术的和非手术的）治疗选项，以便能够对正在接诊的求美者做出精准的评估和制订良好的治疗计划。我们应该牢记，虽然自己是人体的"雕塑家"，但我们的目的始终是增进求美者的自然之美，而不是将其完全改变。因此，在接下来的章节里，我们将会讨论会阴部位的自然解剖，这是正确评估局部和计划治疗的关键。

现在的挑战是定义自然的"下面"是怎样的，什么是自然而美丽的外阴。此时，我们可以将会阴年轻化治疗和曾经的乳房整形手术对比。当隆乳的概念刚刚出现时，许多同行将其看作对自然乳房的摧残，为什么要在自然的、已经很美的乳房里再放一个假体？但是和现在一样，当时美容手术操作中最重要的原则之一也是：倾听求美者所述。

对于乳房的迷恋古已有之。乳房可使男性与女性区分开来；艺术史上也显而易见，乳房是艺术家们灵感的重要来源，而按照他们的观点，艺术最重要的角度之一就是描绘男性和女性的独特性。当我们将乳房视为女性的独特征时，我们也更容易理解艺术家们想要展示给我们的女性特质。当穿着衣服时，乳房是女性身形的明显特征，曲线是其被感知的主要形式。

因此如我们所见，乳房在艺术和人类历史上一直都扮演着重要的角色。过去，女性曾经在裙子里加上塑身衣以使得乳沟更为突出，即使塑身衣穿着并不舒适。随着医学特别是外科学的发展，人们尝试了更加永久的改善乳沟的方式，例如通过手术在乳房里植入线团或蜡块，但都以失败告终。乳房假体出现后，立刻被作为改善乳沟的选项提供给了女性们；这立刻掀起了一股潮流，时至上市数十年后的今日仍是全球整形外科手术材料的重要组成之一。

所以，将会阴年轻化治疗比作割礼实在是令人遗憾，这显示了虽然我们生活在一个更加开明的社会，但仍然存在非常无知的人，他们不愿面对今日的现实、完全不愿意了解女性会阴年轻化治疗究竟意味着什么、有什么具体的不同治疗选项。女性会阴年轻化治疗的目的从来不是施加残害，而是改善求美者的生活。确实致力于帮助女性获得真正的健康的医师应该向其求美者提供这些治疗选择。

我们今日生活的世界不同于往日，女性如今更加注重自己的私密部位，更愿意谈论性，并且希望掌控自己的性体验。女性领导着家庭和工作，她们自由而富有成效！因此她们对于会阴年轻化治疗的需求也在增加。相反地，割礼存在于与上述描述相反的文化中，这些文化对女性的控制达到了禁止她们表达自己的性魅力的地步，并永久地切除了她们与生俱来的获得欢愉的权利和发展领导力的机会。割礼的目的是主宰女性，防止她们真正获得自由，而会阴年轻化治疗的目的是为女性赋能。所以会阴年轻化治疗被认为是一项正常的、求美者要求的、美容外科医师提供的服务，对它的接受只是时间问题，就像在乳房整形手术上发生的那样。

不要因为割礼这样的谬论或是劝你不要进入这一领域的医师、同事或同行的言论而丧失信心，他们可能会说这不是你的专业领域、如果发生了什么你会陷入麻烦。我们的专业，整形外科，发端于两次世界大战后，当时的医学进步使得战场上受伤的战士能够被挽救回来，一部分外科医师受到真正服务精神的感召，意识到仅仅挽救这些战士的生命是不够的。许多战士虽然活了下来，却没有了支持自己继续活下去的使命感，始终被失败感所困扰着；但整形外科的先驱们逐渐明白了为什么这些患者无法良好地适应他们的工作、社会和"亲密生活"，为什么他们活了下来却不想再活下去。当时的其他医师忽视了一个关键问题：单纯挽救生命是不够的，真正重要的是给患者更好的生活质量！

从那时起，整形外科医师开始将患者视为一个整体，寻找通过重建手术改善其生活质量的方法，关注外在的组织而不是内部的器官。重建外科医师在诸如尿道下裂矫正、阴道瘘修补、先天性无阴道治疗和变性手术等领域做出了开创性的工作。所以怎么能说我们不是在自己的专业领域内呢？我们处理的正是在我们专业能力范围内的外阴和阴道部位，采用年轻化的手术和治疗，针对外在组织而不涉及内脏器官的修复。

如果你依然不能确信，我们可以看看腹部整形术：我们去除多余的皮肤和脂肪，然后折叠肌肉筋膜以改善腹壁的紧致度，这期间不涉及深部脏器的修复。可以将其和阴道紧缩术相比较；阴道紧缩术中我们做了什么呢？我们去除多余的黏膜，然后折叠筋膜以改善阴道的紧致度，这期间不涉及深部脏器的修复。

作为外科医师，在刚开始只开展外阴年轻化手术治疗是比较容易的，但是请切记一旦业务开展起来，你必须准备好回答求美者关于阴道年轻化治疗的问询，并能够提供手术和非手术的阴道紧致治疗。

有些医师可能只提供非手术的阴道紧致治疗，但是我们是外科医师，应该提供外科手术这一选择。例如一位女性在生育后遗留了腹肌分离问题，有时可能相当明显，她可以在健身房里努力做仰卧起坐，或是接受非手术皮肤紧致治疗，但是如果松弛过于严重，她的肌张力并不会恢复，也无法像希望的那样摆脱多余的皮肤。这位女性需要手术解决的方案，也就是腹部整形术！

同样的情形也出现在寻求阴道年轻化治疗的求美者身上。如果有充足的时间，以及充分的信任，那么她就能够谈论自己的性体验，并告诉自己的外科医师："生完孩子后我确实感觉不一样了，同房的时候我觉得阴道有点儿松，我不再像以前那样期待和我的伴侣亲密接触了。"这些信息明确地提示外科医师需要进行某种阴道紧致治疗，同样地——正确的评估是关键！我们需要倾听求美者所述，还要进行体格检查。

不要羞于询问、接触患者或对其进行阴道内诊。只有做了所有这些，才有可能制订出正确的治疗计划。在进行了全面的评估，确定了其阴道的紧致程度后，你将能够确认她是否是手术或非手术治疗的适宜对象。

这时我们应该注意自己的定位，医疗产业和设备制造商们追踪数字、将营业额和利润视为核心，我们作为医师当然也常常重视这些。但是，切记：我们服务精神的首要内涵是如何更好地理解和帮助求美者，而不是如何从其身上赚取尽可能多的金钱。你是否注意到有大量的新设备上市，承诺能够以非手术的方式为女性会阴年轻化治疗领域带来改善？这正是产业最擅长的事：营销！虽然这些非手术治疗设备在被推出时声称可以适用于所有的相关病例，但请记得：我们是医师，我们知道非手术治疗设备有这样或那样的局限性。可以用它们加强现有的效果，或吸引新的求美者，但切记我们需要永远留住求美者。如果你只提供非手术的阴道紧致治疗，并希望这一种方式可以适合所有的相关病例，那么最终必然会出现不满意的求美者，她们不会再信任你为领域内的专家，会转往他处寻求你不能提供的治疗选择，而你迟早会永远失去她们。

当然，如果你足够诚实、能够做出正确的评估并且清楚这些非手术的阴道紧致治疗手段的局限性，你将会选择让这位求美者离开，或转介她到另一位专家处，两种情况下你都将面临求美者流失的风险；更糟糕的情况是，你的做法可能使这位求美者——在她鼓起勇气告诉你：她确实需要帮助、她想要找回从前的感觉、她希望能享受性爱之后——再次陷入退缩和沉默，认为不会再有其他的办法，或是她命中注定要在性的空虚中度过余生。你觉得这样对她来说公平吗？作为一个女性会阴年轻化治疗专家这样的表现算是良好吗？

请再次回顾我们存在的目的："始终为患者提供最好的治疗，绝不造成伤害"。所以，不要陷入产业界"购置新设备——推销新设备——收回设备成本"的游戏中。让我们向求美者提供真正最适合她们的治疗；让我们始终坚持倾听她们所述，告知她们所有现有的手术和非手术的治疗选项；只有这样，我们才能做出正确的评估并制订正确的治疗计划。

随着女性会阴年轻化治疗私密整形业务的开展，你也应该准备好提供能够改善求美者性欲望和性表现的手术和非手术治疗；否则，不仅你无法提供最适合她们的治疗方案，她们也将最终另谋高就，使你面临求美者流失的风险。

如上所述，关于是否应当向求美者提供会阴年轻化治疗一直有许多争议。众所周知，性行为并不单单以生殖繁衍为目的；它提供愉悦的刺激，在伴侣间建立重要的、健康的联系。而人类的活动，就是围绕着联系和交流展开的；这也是为何互联网和社交媒体变得对我们如此重要的原因。我们都知道，怀孕生育（即使是剖宫产）后阴道会扩张，因为怀胎期间大约有 9 个月胎儿的体重会压迫盆底肌。盆底肌协助维持阴道的正常位置；一旦被胎儿的体重拉伸，它们就变得松弛，使得阴道在性交期间无法发挥正常功能。与男性可以通过多种类型的摩擦获得性满足不同，女性的性满足主要来源于阴道前壁的摩擦：摩擦越充分，性满足越明显。

这一特点关系到如何就阴道紧致治疗进行正确的评估，以及针对每一位求美者如何制订最佳治疗计划，因此十分重要，将在后续章节进一步展开。

我非常确信，不应开展女性会阴年轻化治疗的看法很快将被视为是"陈旧的、落伍的"；这些业务将会成为美容外科的重要组成部分，就像在乳房整形手术上曾经发生的一样。女性会阴年轻化治疗无疑完全符合希波克拉底誓言所说的"始终为患者提供最好的治疗，绝不造成伤害"。切记我们的使命始终是从内在和外在两方面增进求美者的自然之美；让我们再次回顾，我们为什么选择成为医师？是因为我们的服务精神！我们为什么选择开展美容业务？是为了更好地服务求美者。作为女性会阴年轻化美容专科医师，我们的使命是为女性的性健康赋能，帮助她们在今天这个两性平等、自由的世界恣意成长！

评估

- 倾听求美者所述。
  - 她就诊的原因？
- 询问特定的问题。
  - 困扰她的是什么？是局部的外观吗？
  - 性满足方面，她的感觉如何？
  - 她是否有压力性尿失禁？

外部（外阴）评估

- 检查求美者。
  - 向求美者解释整个检查评估过程。
  - 让求美者除去内衣，换上体检袍。
  - 首先在站立位检查。这期间求美者应该能在镜子中看到自己，求美者和医师都应该能够看到求美者的外阴部位。
  - 嘱求美者取截石位躺下。
  - 给求美者一面镜子，供其手持。
  - 让求美者自己指出困扰她的地方。
  - 在截石位检查求美者，并通过镜子向其展示检查所见。
  - 向她解释治疗能做到什么、不能做到什么。求美者拿着镜子会让关于上述内容的交流得容易。
  - 倾听求美者的表述，明确她的顾虑。

内部（阴道）评估

- 检查求美者。
  - 向求美者解释整个检查评估过程。

○ 让求美者除去内衣，换上体检袍。

○ 请求美者取截石位躺下。

○ 告知求美者阴道内的检查将在没有润滑的情况下进行。

○ 检查有无阴道脱垂。

○ 注意阴道黏膜的外观。

○ 进行阴道内检查。

○ 解释治疗能做到什么、不能做到什么。

○ 倾听求美者的表述，明确她的顾虑。

结束评估

● 让求美者换上自己的衣物。

○ 询问确认，并再次倾听其表达的顾虑。

○ 与求美者沟通，制订考虑求美者和医师双方关心的因素的最佳治疗方案。

讨论术前检验和注意事项

● 麻醉。

● 手术时间。

● 可能的瘢痕的术后效果。

● 潜在的风险和并发症。

● 术后建议。

● 恢复时间及总的误工期。

向求美者总结最终的治疗计划。

女性会阴年轻化诊治思路

理解求美者就诊的原因，对于其主要关注有清晰的认识，知道其是想要改善外观还是想要增进性满足，并对其进行全面的检查，在完成这些内容后，你便可以开始制订针对她的最佳治疗方案。求美者的治疗计划应该由求美者和医师协力制订，医师仅根据医学标准一人决定的年代已经过去了。如今，务必要让求美者和医师共同构建治疗计划，这样最终才可能使得求美者满意。外观欠佳/感觉不适的诊治思路（图2.1）和性交不适/性满足减退的诊治思路（图2.2）将指导你在初步检查评估的基础上选择诊治路径，以更好地制订治疗方案。

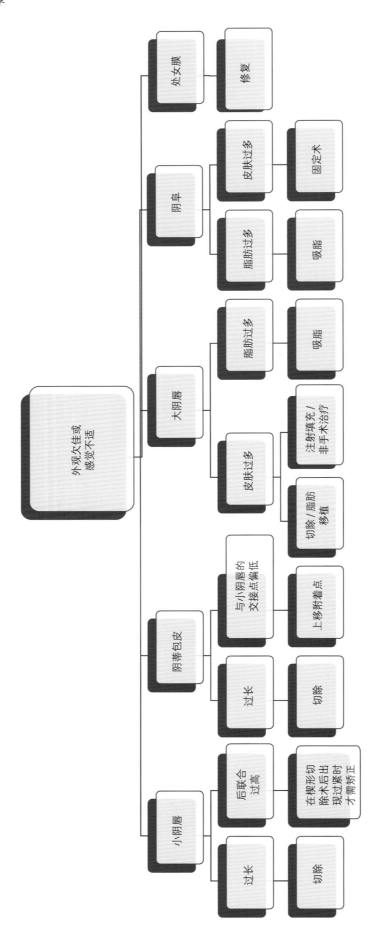

图 2.1　外观欠佳或感觉不适的诊治思路

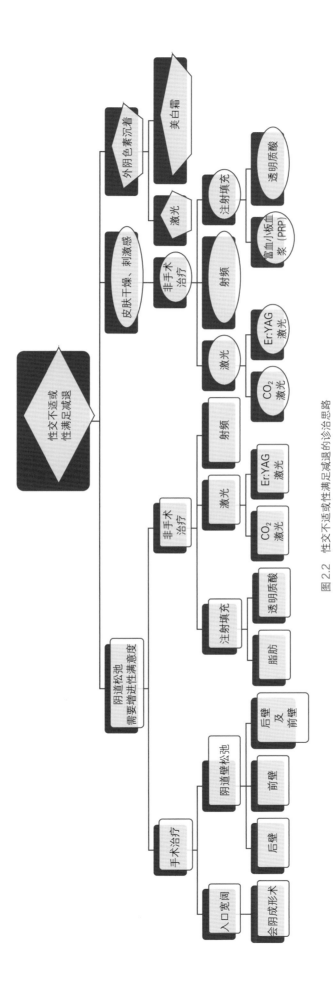

图 2.2　性交不适或性满足减退的诊治思路

第二部分

女性会阴年轻化治疗——外阴美容手术技术

第三章 楔形切除小阴唇缩小整形术

保留自然结构，保持自然外观。

20多年前，美国泌尿外科及整形外科医师 Gary Alter 首先描述了楔形切除小阴唇缩小整形术，这一术式为患者提供了不同于传统小阴唇缩小整形术的另一种选择，以求能够保留小阴唇的游离缘。

为什么当时会有医师想要开发新的术式？当时常规的小阴唇缩小整形术（即"边缘切除或修剪"技术）的具体做法是在小阴唇边缘（游离缘）切除或修剪多余黏膜。虽然这种术式当时广为采用，但是它会在阴唇边缘留下切口瘢痕，从而导致瘢痕挛缩和疼痛。此外，小阴唇自然的游离缘一旦被切除，想要再造出来是十分困难的，类似于行耳部手术时在耳廓边缘做切口的情形。因此，边缘切除小阴唇缩小整形术后常见到小阴唇游离缘的自然外观缺失，代之以明显的瘢痕。所以，医生们开发了新的术式——楔形切除小阴唇缩小整形术，以消除术后瘢痕。

解剖学

小阴唇是外阴的一部分。左、右小阴唇各位于阴道口两侧，为一对隆起的皮肤黏膜皱襞，该处皮下组织菲薄，无毛发生长。小阴唇向上分为两部分，一部分走行至阴蒂上方，与阴蒂包皮相延续，另一部分于阴蒂下方形成阴蒂系带；向下，小阴唇沿阴道口两侧延伸，与大阴唇汇合形成后联合，也称后皱襞（图3.1）。

小阴唇的形状和大小各异，但通常其上1/3宽度较宽，这一解剖学特点在计划行楔形切除小阴唇缩小整形术时需引起注意。如小阴唇肥大增生处易于识别，那么制定切除计划和标记切口会更加容易；此时将切除区域标记在小阴唇较为宽大处即可。

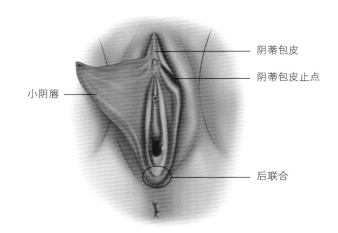

图 3.1 小阴唇解剖学

阴蒂包皮
阴蒂包皮止点
小阴唇
后联合

评估

一

询问患者就诊的原因。尝试理解患者为何要求手术。理想情况下，应在患者进入检查室之前，穿着其日常衣物时进行询问。此时患者更有自信，与医师的交谈更加坦诚、自如。

患者会告诉我什么？

她会抱怨局部卫生、刺激感或疼痛感等问题

● "我就诊的原因是我最近热衷于健身，运动量大，但是出汗使得我的阴唇刺痛。"
● "我运动时能感觉到阴唇上有溃疡。"
● "穿紧身衣物时我感觉不舒服，好像被夹住的感觉。"
● "骑马时我的小阴唇疼痛，像是被卡住的感觉。"
● "骑行时我的阴唇被卡得疼。"
● "我就是没法保持局部的良好卫生，小阴唇太长了！"
● "性交时我偶尔会感觉疼痛，因为小阴唇太长，在'插入'时会挡在中间。"

她对于过长的小阴唇感觉不舒服

● "当我站着的时候，小阴唇突出在大阴唇外面，我不喜欢这样……我就是讨厌这样！"
● "行房时我不愿意开灯，我不想让我的伴侣看到我的'下面'！"
● "自从一次同房时对方说我的'下面'看着很好笑，我就觉得很不爽！"
● "当我要在对方面前脱光衣服时，我真是紧张得筋疲力尽！"

二

带患者进入检查室，除去衣物；先于站立位、后于截石位进行检查；两种体位时均应将一面镜子置于患者会阴区前方，以便询问时她也可以同时观察会阴局部情况。在开始检查前，询问患者觉得困扰的是什么，然后在镜子中共同加以确认。

检查患者时应关注什么?

小阴唇

- 长度是否超过大阴唇?
  - 小阴唇具体长度如何? 如太长, 楔形切除小阴唇缩小整形术可能不是最适合的方法。
- 表面质地。光滑? 不规则?
- 有无色素沉着?

阴蒂包皮

- 阴蒂包皮与小阴唇的交接处不低于小阴唇上 1/3。
- 无阴蒂包皮过长。
- 包皮轻微过长, 患者并不觉得困扰。

后联合

- 后联合处无黏膜过多。
- 患者没有矫正后联合处多余黏膜的意愿。

楔形切除小阴唇缩小整形术的优势及不足

优势

- 最大限度保留正常的解剖结构。
- 保留小阴唇边缘。
- 在小阴唇边缘无须缝针; 如此处缝针, 可留下手术痕迹或导致阴唇边缘不规则。
- 保留小阴唇的自然形态。

  (小阴唇上 1/3 通常较下 2/3 宽)
- 瘢痕更小: 瘢痕导致不适的可能性更小。

不足

- 颜色不匹配。
  - 小阴唇边缘通常较其余部分颜色更深, 但色素沉着也可能不均匀分布于整个阴唇。
  - 行楔形切除小阴唇缩小整形术后, 可能会将深色区域与浅色区域对合缝合。
- 伤口裂开的发生率较高。
  - 瘢痕与最小张力线 (Langer 线) 垂直。
- 大概有 1/3 的患者适合做这种术式。
- 无法对阴蒂包皮进行矫正处理。

术前检查

- 血液检验。

　　○ 血常规。

　　○ 凝血酶原时间（PT）和部分凝血活酶时间（PTT）。

　　○ 肌酐。

　　○ 其他血液检验，参考病历资料酌情选择。

● 尿液检验。

● 阴道涂片。

手术计划

麻醉

● 局部麻醉（局麻）。

● 阴部神经阻滞。

　　○ 可使用阴部神经阻滞套装。

　　○ 如无阴部神经阻滞套装，可使用 Spinocath 导管以便穿刺注射。

● 也可给予全身麻醉（全麻），但单纯行本手术无须全麻。

切开装置

可使用任何外科手术切割装置做垂直于皮肤/黏膜的直线切口。

如使用热传导切割装置，术中需确保助手持续冲洗术区以防止灼伤切缘。

● 手术刀。

● 剪刀。

● 射频。

● 激光。

缝线

作者最初使用的是快薇乔（Vicryl Rapide）线，但有患者反馈有过敏反应，炎症时间也较长；之后作者尝试使用肠线，发现切口裂开的发生率较高。所以目前在缝线方面作者偏好使用 4-0 薇乔（Vicryl 4-0）线。

● 任何可吸收缝线。

手术技术

麻醉

■注意事项

先进行术区画线，然后再进行麻醉。

● 局部麻醉或局部麻醉 + 阴部神经阻滞。

虽然也可给予全麻，但大部分患者仅选择局部麻醉。局部麻醉与阴部神经阻滞相结合在术后镇痛方面效果明显。

局部麻醉

虽然常规允许在浸润麻醉后再行画线，但是楔形切除小阴唇缩小整形术时采取相反的顺序更加明智，因为一旦组织被浸润肿胀，自然的解剖状态就会改变，使术者难以计算切除的组织量。

■注意事项

注意体形瘦 / 小的患者，于阴部神经处给予 5mL 布比卡因可导致其一过性下肢无力。

阴部神经阻滞

最好备有阴部神经阻滞套装；否则，也可用 Spinocath 导管行穿刺注射。

● 使用阴部神经阻滞套装中的穿刺针，在患者阴道内于后外侧壁可扪及坐骨棘处进针。
● 共使用 10mL 含肾上腺素的布比卡因原液，每侧注射 5mL。
● 给药前务必回抽，阴部动脉就在注射部位附近。

画线

一

辨认阴蒂包皮与小阴唇交接处。如该处位于小阴唇的下 2/3，外观往往欠美观。阴蒂包皮汇入小阴唇的位置越高，外观越美观，所以如患者的汇入位置偏低，可考虑调整其位置。

如最终决定调整阴蒂包皮汇入小阴唇的区域，则建议将手术计划改为平缓 S 形切口小阴唇缩小整形术（见第四章）。

如阴蒂包皮汇入小阴唇的位置偏低，需意识到楔形切除小阴唇缩小整形术后该位置会进一步降低。

二

标记多余的黏膜。
确认患者没有任何色素沉着方面的顾虑。
观察小阴唇的内侧面，将粗糙（近基底部）与光滑（近边缘部）黏膜的分界线作为一假想界线。
确认小阴唇较宽的部分：一般为小阴唇的上 1/3。
做一楔形标记，外形如同切好的一小块比萨饼，其较宽的尾部位于远端偏下部，楔形的尖端位于近端偏上部。
标记楔形切口时，尽量不要超过上述粗糙与光滑黏膜的假想界线。

切除

■注意事项

行楔形切除小阴唇缩小整形术时，务必保持切口为直线而非曲线；曲线切口的切口裂开发生率更高。

垂直于黏膜切开。切开期间，助手需持续、稳定地捏持、展开小阴唇，并避免过度牵拉导致形成非直线（曲线）楔形切口（图3.2）。因为曲线楔形切口中段的张力更大，该处更容易发生切口裂开。

缝合（图3.3）

■注意事项

缝合时需保持切缘外翻，以最终获得更好的外观。

用可吸收缝线缝合。作者偏好使用4-0薇乔线。

先行深层皮下/黏膜下缝合，然后再行浅层缝合。小阴唇外侧面和内侧面应分开缝合。只缝一层（没有皮下/黏膜下）可能导致切缘内翻，容易出现切口裂开和远期瘘管形成。

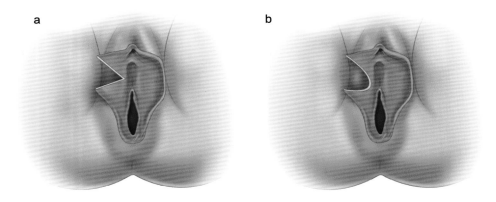

图3.2 直线和曲线楔形切口。（a）直线楔形切口。（b）曲线楔形切口

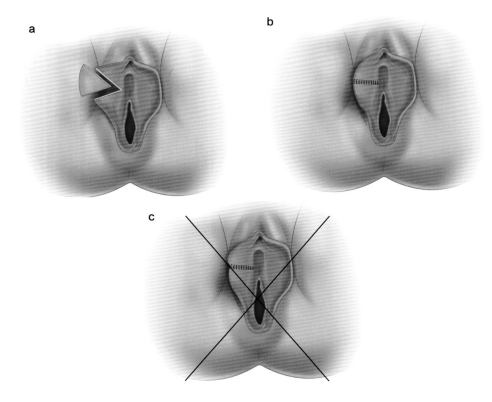

图3.3 切缘外翻和内翻。（a）切除组织。（b）外翻缝合。（c）内翻缝合

尽量使得缝合后切口两侧的小阴唇黏膜颜色匹配。

对合小阴唇远端游离缘时尤需注意。与缝合耳垂切口类似，如操作不正确，愈合后小阴唇边缘将变得不连续。

术后处理

- 抗生素仅需预防性应用。
- 术后予口服镇痛药。
- 嘱患者尽量保持术区干燥。局部吹风有助于减轻炎症。
- 8 天内应着 100% 棉的内裤，并避免穿紧身裤。
- 切口完全愈合后即可拆线，但不必过早拆线。
- 术后 2 ~ 4 周可进行运动及同房。

预防并发症

树立正确的患者预期

没有两片小阴唇是一模一样的，且本术式不能改善色素沉着问题。

画线时认真细致

先画线，再行局部浸润麻醉。

阴蒂包皮汇入小阴唇

如阴蒂包皮汇入小阴唇的位置偏低，应选择其他的小阴唇缩小整形术式。

麻醉

如患者体形瘦 / 小，于阴部神经处给予 5mL 布比卡因可导致一过性下肢无力。

切除

切除的范围尽量不要过于靠内而进入光滑黏膜区，以避免将粗糙黏膜与光滑黏膜对接缝合形成明显分界的外观。这也有助于防止颜色不匹配，因为高加索女性中粗糙黏膜往往颜色较深。

注意后联合的位置是否过高。后联合发育过高的女性在楔形切除小阴唇缩小整形术后可能出现后联合过紧，导致性交疼痛。

仔细缝合。坚持行深层缝合。至少应有 3 层缝线：内侧面黏膜、黏膜下 / 皮下组织、外侧面黏膜。

术后处理

术后保持局部干燥。

切勿忽视切口裂开；一旦发生，可最终导致小阴唇瘘管。

并发症

血肿

缝合前严密止血以预防血肿。

如术中出血过多，可在小阴唇基底部行水平褥式贯穿缝合并保留数日；务必记得拆除褥式缝合缝线。

后联合过紧

如楔形切除小阴唇缩小整形术患者术后出现后联合过紧，需在后联合两侧做松弛切口，以避免性交时摩擦疼痛。

愈合问题

小阴唇边缘内翻　如最终出现小阴唇边缘外观不连续，说明术中缝合未能对齐小阴唇黏膜的游离缘及内、外侧面。术者应仔细进行缝合；在缝第一针时将小阴唇游离缘对齐，并确保切缘外翻。

小阴唇瘘管　如出现小阴唇瘘，则需认真回顾检视手术技术。可能存在的问题有：

● 切除不正确。切除时如过度牵拉阴唇，V 形切除后会留下曲线形的切口，其中段对合时会有更大的张力。在张力状态下缝合的切口后期容易裂开。

● 缝合不正确。未使用深层缝合和／或未缝合至少 3 层（内侧面黏膜，黏膜下／皮下组织，外侧面黏膜），则容易出现瘘管。

瘢痕质硬、疼痛　由于楔形切除小阴唇缩小整形术的最终对合切口为线状且垂直于 Langer 线，可能出现瘢痕增生。虽然外阴部位少见，但如出现，按瘢痕增生常规处理，建议患者积极按摩瘢痕即可。

第四章

平缓 S 形切口 （Lazy S）小阴唇缩小整形术（边缘切除小阴唇缩小整形术）

去除色沉，操作简单。

20 世纪 70 年代，妇科医师 Caparo 首先描述了如今我们常说的边缘切除小阴唇缩小整形术。在整形外科领域，Hodgkinson 医师和 Hait 医师在 1984 年较早报道了小阴唇缩小整形术，他们出于局部美观的目的，以弧形切口的方式进行小阴唇部分切除术。

如果历史上最早出现的小阴唇缩小整形术术式就是边缘切除，为何今天人们对边缘切除有如此多的恐惧呢？虽然边缘切除小阴唇缩小整形术看似容易——只需简单地纵向修剪多余的组织——但如手术不规范，可以导致瘢痕形成和挛缩，不仅外观不自然，还可能伴有疼痛。因此，本章主要关注如何通过边缘切除小阴唇缩小整形术获得良好的效果，从而使这一古老的术式重获认可。

如果小阴唇色素沉着是患者的主诉之一，边缘切除小阴唇缩小整形术仍是最常用的术式，因为楔形切除小阴唇缩小整形术无法解决色素沉着问题。边缘切除小阴唇缩小整形术也非常适合想要同时行阴蒂包皮整形术和小阴唇缩小整形术的情形。

解剖学

小阴唇是外阴的一部分。左、右小阴唇各位于阴道口两侧，为一对隆起的皮肤黏膜皱襞，该处皮下组织菲薄，无毛发生长。小阴唇向上分为两部分，一部分走行至阴蒂上方，与阴蒂包皮相延续，另一部分于阴蒂下方形成阴蒂系带；向下，小阴唇沿阴道口两侧延伸，与大阴唇汇合形成后联合，也称后皱襞（图 4.1）。

色素沉着在小阴唇处常见，尤其在游离缘处。这可能与局部摩擦相关，另外也受遗传影响——高加索女性小阴唇颜色常较深。如求美者存在小阴唇色素沉着，切除游离缘（小阴唇颜色最深的部分）的边缘切除小阴唇缩小整形术是最佳的术式。

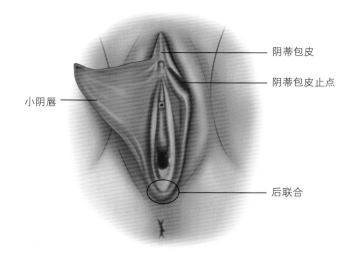

图4.1　小阴唇解剖学

评估

询问患者就诊的原因。尝试理解患者要求手术的原因。理想情况下，应在患者进入检查室之前，穿着其日常衣物时进行询问。此时患者更有自信，与医师的交谈更加坦诚、自如。

患者会告诉我什么？

局部卫生、刺激感或疼痛感等问题

- "我热爱运动，但如果我出汗的时候穿着紧身衣，我的小阴唇就会觉得疼痛，有时甚至会起水疱。"
- "我喜欢穿紧身的衣服，但它们会卡住我的小阴唇。"
- "骑自行车对我来说变成了一种挑战，因为每次骑车时我的阴唇都痛。"
- "我喜欢骑马，但骑马最近变成了一种折磨，甚至不仅仅是骑的时候，骑完之后我的阴唇也疼，小便的时候更疼！"
- "我不想再这也不能穿那也不能穿了，我想穿紧身衣！"
- "有时我觉得外阴部有一股难闻的气味，因为我的阴唇肥厚，很难清洁彻底。"
- "同房时我的阴唇常常在'插入'时被带入阴道里……我不喜欢那样，有时甚至会痛。"

小阴唇过大让她不悦或不适

- "穿泳衣时我很没底气，因为我得'调整'阴唇以防它们露出来。"
- "当我穿紧身的衣服时，那儿看起来鼓鼓囊囊的，我讨厌这样！"
- "一丝不挂站在伴侣面前让我觉得很尴尬，因为我的阴唇太明显了。"
- "我喜欢伴侣在前戏时挑逗我那儿，但现在我再也做不到了，我觉得把那儿露出来太尴尬了！"
- "自从一个伴侣和我说我的私密处看起来很奇怪后，我再没有让任何人看到过我的私密处。"

带患者进入检查室，除去衣物；先于站立位、后于截石位进行检查；两种体位时均应将一面镜子置于患者会阴区前方，以便询问时她也可以同时观察会阴局部情况。在开始检查前，询问患者觉得困扰的是什么，然后在镜子中共同加以确认。

检查患者时应关注什么？

小阴唇

- 长度是否超过大阴唇？
- 表面质地不规则？
- 两侧不对称？
- 畸形？

小阴唇颜色

- 颜色有差异或游离缘的黏膜颜色更深。

阴蒂包皮

- 有无阴蒂包皮过长。

后联合

- 后联合处无黏膜过多或患者没有矫正后联合处多余黏膜的意愿。

Lazy S 小阴唇缩小整形术的优势及不足

优势

- 色素沉着者的理想术式。
  - 色素沉着最常见于小阴唇游离缘，此术式恰可以去除颜色较深的区域。
- 易于掌握。
- 切口裂开风险低。
- 如果求美者希望获得"芭比外阴"，此术式最为适合。
- 可同时行阴蒂包皮整形手术。
- 当阴蒂包皮汇入小阴唇的位置过低时，可考虑调整该位置；此时本术式最为合适。

不足

- 未保留小阴唇的自然边缘。
  - 破坏了小阴唇的正常解剖。
  - 可能造成外观不自然。
- 由于小阴唇边缘全长都有切口瘢痕。
  - 瘢痕很可能较为明显。
  - 小阴唇边缘不规则。
  - 小阴唇边缘偏厚。
  - 瘢痕导致的不适。
  - 瘢痕挛缩可能性大。

术前检查

- 血液检查
  - 血常规。
  - PT 及 PTT。
  - 肌酐。
  - 其他血液检验，参考病历资料酌情选择。
- 尿液检验。
- 阴道涂片。

手术计划

麻醉

可采用局部麻醉和 / 或阴部神经阻滞。可使用阴部神经阻滞套装。如无阴部神经阻滞套装，可使用 Spinocath 导管以便穿刺注射。

也可给予全麻，但单纯行本手术无须全麻。

切开装置

■注意事项

不建议使用剪刀，因为使用剪刀难以沿斜切面切除，而沿斜切面切除正是此术式的关键。

- 手术刀。
- 射频。
- 激光。

如使用热传导切割装置，术中需确保助手持续冲洗术区以防止灼伤切缘。

缝线

作者最初使用的是快薇乔线，但有患者反馈有过敏反应，炎症时间也较长；之后作者尝试使用肠线，发现切口裂开的发生率较高。所以目前在缝线方面作者偏好使用 4-0 薇乔线。

- 任何可吸收缝线。

手术技术

麻醉

■注意事项

绝不要在画线之前浸润麻醉。

局部麻醉或局部麻醉 + 阴部神经阻滞；手术只需局部麻醉即可完成，但阴部神经阻滞有助于术后镇痛。

局部麻醉

局部麻醉时，在浸润麻醉前首先完成画线非常重要；一旦开始浸润注射，局部结构就会肿胀，导致术者无从估计组织量。

阴部神经阻滞

■注意事项

注意体形瘦 / 小的患者，于阴部神经处给予 5mL 布比卡因可导致其一过性下肢无力。

最好备有阴部神经阻滞套装；否则，也可用 Spinocath 导管行穿刺注射。
● 使用阴部神经阻滞套装中的穿刺针，在患者阴道内于后外侧壁可扪及坐骨棘处进针。
● 共使用 10mL 含肾上腺素的布比卡因原液，每侧注射 5mL。
● 给药前务必回抽，阴部动脉就在注射部位附近。

画线

一

辨认阴蒂包皮与小阴唇交接处。
两手各执一镊子，分别捏持住小阴唇和阴蒂包皮，并向相反方向轻轻牵拉，以辨认阴蒂包皮延续入小阴唇的位置（图4.2）。

二

比较两侧阴蒂包皮汇入小阴唇的位置。
在两侧小阴唇上标出阴蒂包皮汇入位置。通常两侧并不对称。

三

比较阴蒂包皮汇入处与同侧阴蒂系带的位置关系，以确定患者是否有适应证将阴蒂包皮汇入处上移。

评估患者阴蒂包皮汇入处偏低的严重程度。

辨认阴蒂系带，并比较其与阴蒂包皮汇入处的位置差异。如果差异不大，也没有阴蒂包皮过长，则继续行 Lazy S 小阴唇缩小整形术。

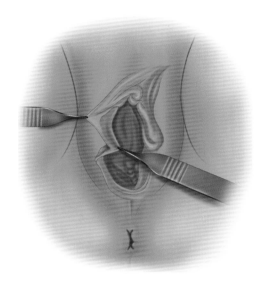

图 4.2　确认阴蒂包皮汇入小阴唇处。牵拉小阴唇、保持一定张力有助于辨认阴蒂包皮汇入小阴唇的位置

四

在后联合处标记小阴唇下界（图4.3）。

这一标记很重要，可指导术者纵向切除在何处停止。切记：如果只是行小阴唇缩小整形术，务必避开后联合。

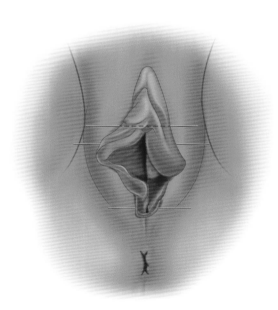

图 4.3　比较阴蒂包皮汇入小阴唇处与同侧阴蒂系带的位置关系，标记小阴唇下界。务必在浸润或切开之前标记这些结构。否则，缝合阶段你将无从参考，难以解剖复位缝合

五

标记需切除的多余黏膜。

检查小阴唇内侧面的黏膜，可见外观存在差异的光滑黏膜（近基底部）和粗糙黏膜（近边缘部）。

光滑黏膜和粗糙黏膜之间明显的自然分界也有助于避免切除过多小阴唇组织。

接下来画出 Lazy S 线（平缓 S 形切口线），上部保留的小阴唇组织较下部宽（图4.4）。

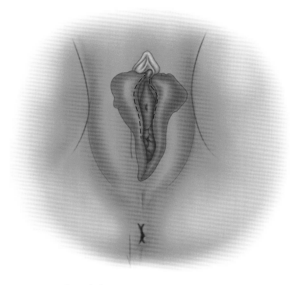

图 4.4 标记多余黏膜，切口线为平缓的 S 形（Lazy S）

六

将之前标记的单侧小阴唇上的画线对合印至对侧小阴唇上（镜像法）。

一侧标记完成后，对侧使用镜像法同样完成标记。做法是将两侧小阴唇在中线对合，这样一侧小阴唇上的画线就会印在对侧小阴唇上（图4.5）。

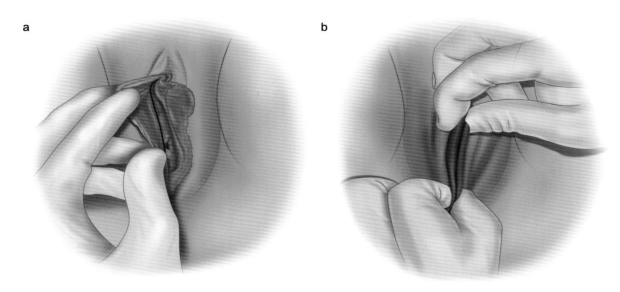

图 4.5 如何将一侧小阴唇的画线印至对侧。（a）在一侧小阴唇画切除线，然后将两侧小阴唇对合。（b）画线将会印在对侧小阴唇上，显示出对侧需要切除的范围

切除

■注意事项

切开时不要过度牵拉小阴唇；否则，将切除过多而无法形成斜切面切缘。

切除时需注意保持切面倾斜，行斜切面切除（图4.6）。具体而言，始终保证外层切缘超出内层切缘至少4mm。这是保证切口缝合后实现正确覆盖（切口瘢痕位于小阴唇内侧面）的关键，可防止瘢痕挛缩或瘢痕显露。

捏持小阴唇时不要过度牵拉；否则，切除后小阴唇偏短，无法形成外层更长的斜切面。如果是由助手捏持小阴唇，其应充分理解保持稳定牵拉的重要性，**绝不能过度牵拉**。

从画线中段开始切开，最后再切开两端的组织；这样有助于保持小阴唇展开，从而完成斜切面切除。

如使用热传导切割装置，需确保于切割时持续冲洗术区以防止灼伤小阴唇切缘。

务必细心止血，小阴唇动脉血供丰富，出血可导致迟发血肿。

没有两片小阴唇是一模一样的，不必尝试将两侧小阴唇切得完全一样。

务必向患者解释，和乳房一样，两侧小阴唇是"姐妹"，但永远不会是"同卵双胞胎"。不要承诺小阴唇缩小整形术后两侧小阴唇大小会完全相同。

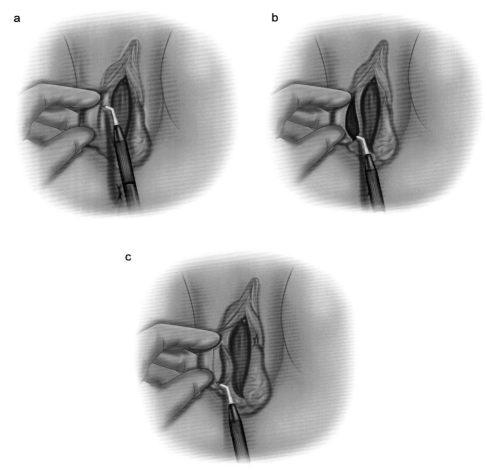

图4.6 斜切面切除。（a）从中部开始斜行切除。（b）切割刀头与小阴唇表面成角以实现斜切面切除。（c）显示切除后剩余小阴唇外侧壁长于内侧壁

缝合

用可吸收缝线缝合。作者偏好使用 4-0 薇乔线。

注意避免牵拉或收紧缝线。作者偏好在无张力状态下行连续交叉缝合（连续锁边缝合）。过紧的缝线将在小阴唇边缘留下切迹，使其外观不自然。

术后处理

- 抗生素仅需预防性应用。
- 术后予口服镇痛药。
- 嘱患者尽量保持术区干燥。局部吹风有助于减轻炎症。
- 8 天内患者应着 100% 棉的内裤，并避免穿紧身裤。
- 尽早拆线，一般在术后 6~8 天。
- 早期拆线可降低出现炎症和缝线痕迹的风险。
- 术后 2 周后可进行运动及同房。

预防并发症

■注意事项

如果只行小阴唇缩小整形术，不要切除后联合的多余黏膜；如果患者有会阴部肌肉分离，而你没有修复，后期她可能在性交时出现局部撕裂。

树立正确的患者预期

- 没有两片小阴唇是一模一样的。
- 不要对后联合黏膜过多进行矫正。检查期间务必在镜子中向患者指出这一区域。

画线时认真细致

- 先画线，再行局部浸润麻醉。
- 切开前务必在小阴唇上标记阴蒂包皮的汇入处。

麻醉

如患者体形瘦 / 小，于阴部神经处给予 5mL 布比卡因可导致一过性下肢无力。

切忌过度切除

- 始终保持斜切面切除。
- 切开时切勿过度牵拉小阴唇。
- 如果只行小阴唇缩小整形术，不要切除后联合的多余黏膜。
- 如果患者有会阴部肌肉分离，而你没有修复，后期她可能在性交时出现局部撕裂。
- 这与唇腭裂的修复类似；如果只是缝合皮肤而不对合肌肉，手术不可能取得良好效果。

仔细缝合

- 作者偏好连续缝合，但切勿缝合过紧。
- 对合切缘即可，不要过度牵拉或收紧缝线。
- 这有助于避免形成不规则的瘢痕。
- 尽早拆线——术后 6~8 天。

术后处理

- 术后保持局部干燥。
- 尽早拆线。
- 即使采用边缘切除法，也切勿忽视切口裂开。

并发症

血肿

- 缝合前严密止血以预防血肿。
- 如术中出血过多，可在小阴唇基底部行水平褥式贯穿缝合并保留数日；务必记得拆除褥式缝合缝线。

切除过多

- 切开时切勿过度牵拉小阴唇。
- 如果确实切除过多，可于小阴唇两面（内侧切缘及外侧切缘）向近端游离，并在小阴唇基底部做水平褥式外缝合。此褥式缝合缝线应保留较长时间，其可防止愈合期间小阴唇回缩（图 4.7）。

愈合问题

- 切口裂开及二期愈合。如确实出现小阴唇切口裂开，务必以推进皮瓣修复处理。小阴唇的存在是有作用的；它们保护阴道，并协助引导尿线。如果小阴唇组织不连续，排尿时尿液容易顺着大腿内侧流下来（图 4.8）。
- 瘢痕挛缩。如严格按上述手术方法操作，不应出现瘢痕挛缩。
- 瘢痕质硬、疼痛。任何瘢痕都可能出现增生。虽然外阴部位少见，但如出现，按瘢痕增生常规处理，建议患者积极按摩瘢痕即可。使用不易导致炎症的缝线并尽早拆线以尽量减少瘢痕形成。

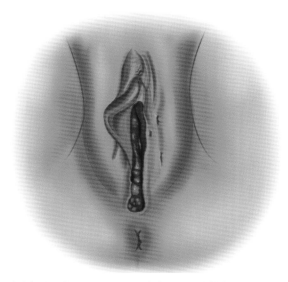

图 4.7 切除过多时的处理。于小阴唇基底部添加褥式缝合，预防后期小阴唇回缩

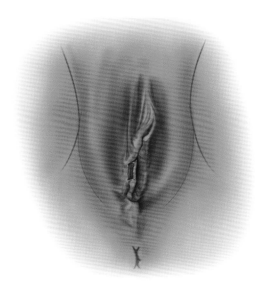

图 4.8 切口裂开及二期愈合后遗留小阴唇不连续畸形，排尿期间尿液可沿大腿内侧流下

阴道干涩

- 阴道干涩可使女性感觉明显不适，尤其在绝经后。
- **绝不要试图做出"芭比外阴"。** 芭比阴唇缩小术是指将小阴唇完全切除。通常是年轻的患者要求行这种术式。
- 务必提醒患者，小阴唇的作用是保护阴道；它们使得阴道保持湿润。
- 另外，如果小阴唇阙如，阴道口直接可见，也不美观。
- 向年轻患者解释，因为她们年轻，阴道湿润度好，切除小阴唇当下可能并无不适，但是随着年龄增长，她们的阴道将会变得干燥、黏膜变薄，届时不仅性交时会疼痛，阴道也可能持续瘙痒不适（图4.9）。

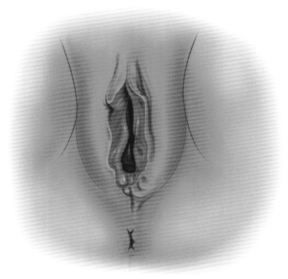

图 4.9　小阴唇过度切除导致阴道内黏膜暴露

第五章　纵切口阴蒂包皮整形术

恢复女性化外观，患者真正满意。

阴蒂包皮整形术现为一常用词，指针对阴蒂包皮黏膜过多进行的矫正手术。回顾外阴整形美容手术的历史，提及最多的名词是小阴唇缩小整形术。传统意义上，小阴唇缩小整形术指的是单纯切除小阴唇多余黏膜的手术。

随着小阴唇缩小整形术逐渐普及，整形外科医师也开始寻求改善手术效果，并发现单纯切除多余的小阴唇黏膜并不足够。对于许多患者，切除小阴唇的多余黏膜甚至使其比之前更加不满意。为什么？因为一旦切除了小阴唇的多余黏膜，外阴其他部位的组织过多就会显露出来，例如阴蒂包皮的黏膜。

在传统的小阴唇缩小整形术（单纯切除小阴唇多余黏膜）后，许多患者的小阴唇最后会形成"阴茎样"外观，因为阴蒂周围的多余黏膜会显得更加突出。因此，如果发现阴蒂包皮黏膜冗余，务必在切除小阴唇组织的同时予以处理。当然，这并不意味着每一位行小阴唇缩小整形术的患者都需要行阴蒂包皮整形术，但这再一次提示了术前充分详尽评估的重要性。

阴蒂包皮切除通常为单纯的黏膜切除。轻中度阴蒂包皮过长可使用纵向切除治疗，于阴蒂体两侧分别切除多余黏膜。

解剖学

阴阜、大阴唇、小阴唇、阴道前庭、前庭球、阴蒂均为女性外生殖器的组成部分。

阴蒂是女性独有的性器官。其显露的圆形部分位于两侧小阴唇前端汇合处附近、尿道口和阴道口上方。阴蒂与阴茎同源，但不包含远端尿道。阴蒂体长约 2.5cm，通过悬韧带与耻骨相联系。阴蒂体末端为圆形，即阴蒂头，被小阴唇上端延续形成的阴蒂包皮覆盖。

小阴唇上端分成两部分，其中上部向上延续形成阴蒂包皮（图5.1），下部于中线会合形成阴蒂系带。

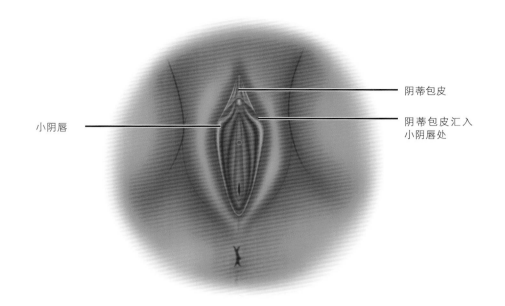

图 5.1　阴蒂包皮解剖

阴蒂包皮汇入小阴唇处是阴蒂包皮整形术的重要解剖学标志。本章稍后将讨论这一解剖学要点，其对于正确实施阴蒂包皮整形术至关重要。

评估

询问患者就诊的原因。尝试理解患者要求手术的原因。理想情况下，应在患者进入检查室之前，穿着其日常衣物时进行询问。此时患者更有自信，与医师的交谈更加坦诚、自如。

患者会告诉我什么？

阴蒂包皮使其不悦或不适

- "我不喜欢我'下面'的样子，看起来就像多长了些东西露了出来！"
- "就像是阴唇中间长了个阴茎一样。"
- "如果我的阴蒂包皮不这么突出就好了。"
- "它看起来比我做小阴唇缩小之前还要糟糕。"
- "我不喜欢现在的情况，我之前也不喜欢它的外观，但是现在我很讨厌它，看起来就像阴茎一样！"

卫生、异味问题

- "这些多余的皮肤会带来异味吗？"
- "虽然我很认真清洁'下面'，但还是有味儿，这让我很困扰。"

二

带患者进入检查室，除去衣物；先于站立位、后于截石位进行检查；两种体位时均应将一面镜子置于患者会阴区前方，以便询问时她也可以同时观察会阴局部情况。在开始检查前，询问患者觉得困扰的是什么，然后在镜子中共同加以确认。

检查患者时应关注什么？

阴蒂包皮

- 阴蒂包皮深面、阴蒂系带附近、阴蒂头区域有无污垢堆积。
- 阴蒂包皮过长。
- 阴蒂包皮过长的方向是纵向还是横向（图5.2）。

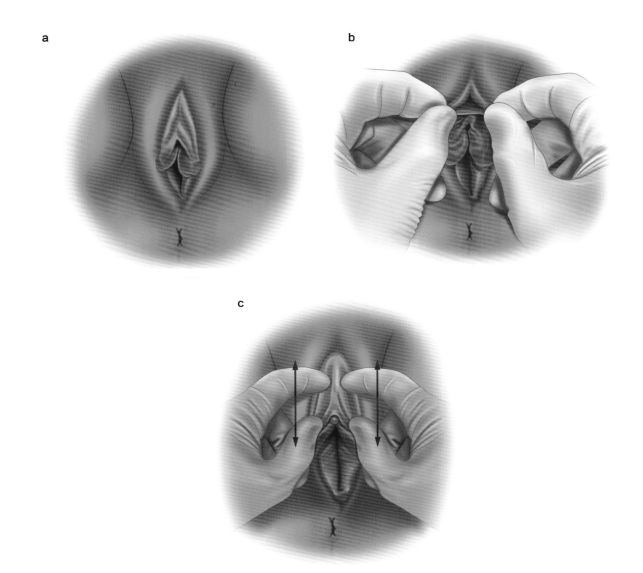

图 5.2 （a）纵向阴蒂包皮冗余。（b）捏持阴蒂包皮两侧并展开，以评估纵向包皮冗余的程度。（c）上下推动阴蒂包皮，以评估横向包皮冗余的程度

阴蒂包皮汇入小阴唇处

- 阴蒂包皮汇入小阴唇处在小阴唇上位置越高，外观越美观。
- 在小阴唇上确定阴蒂包皮汇入处。

阴蒂系带位置

- 是否位置过低?
- 是否位于阴蒂系带水平?

纵切口阴蒂包皮整形术的优势与不足

■注意事项

切记最好保留阴蒂包皮一定程度的纵向富余，过度切除后可能会留下明显的瘢痕。

优势

- 当存在纵向阴蒂包皮冗余时为理想术式。
- 易于掌握。
- 可方便地与 Lazy S 或边缘切除小阴唇缩小整形术联合进行。
- 当阴蒂包皮汇入小阴唇的位置需要矫正上移时，此为最佳术式。
- 术中必要时可方便地转为横切口阴蒂包皮整形术。

不足

- 如存在横向阴蒂包皮冗余，此术式无法充分矫正。
- 如阴蒂包皮严重冗余，切口可能超出外阴黏膜区域延至外阴皮肤，存在切口过长、瘢痕明显的风险。
- 如阴蒂包皮严重冗余，但仅行纵切口阴蒂包皮整形术，建议保留一定程度的阴蒂包皮富余，而不要（因为尽量切除包皮而）留下明显的手术瘢痕。

术前检查

- 血液检验。
  - 血常规。
  - PT 和 PTT。
  - 肌酐。
  - 其他血液检验，参考病历资料酌情选择。
- 尿液检验。
- 阴道涂片。

手术计划

麻醉

局部麻醉和/或阴部神经阻滞。可使用阴部神经阻滞套装。如无阴部神经阻滞套装，可使用 Spinocath 导管以便穿刺注射。

也可给予全麻，但单纯本手术无须全麻。

切开装置

■ 注意事项

最佳的切开装置是 11 号手术刀（尖刀）。

- 手术刀。
- 射频或激光。
- 剪刀。

射频和激光在此处不如手术刀或剪刀合适，因其产生的热量可能损伤局部的神经末梢。切记手术在阴蒂附近进行，所以损伤越小越好！

为了形成精确的、平滑的阴蒂包皮切面，最佳的选择是尖刀。

也可使用剪刀，但手术刀形成的切面更加光滑。

缝线

- 作者最初使用的是快薇乔线，但有患者反馈有过敏反应，炎症时间也较长；之后作者尝试使用肠线，发现切口裂开的发生率较高。所以目前在缝线方面作者偏好使用 4-0 薇乔线。
- 任何可吸收缝线。

手术技术

麻醉

■ 注意事项

画线前先行浸润麻醉将导致解剖标志点辨识困难。

局部麻醉或局部麻醉＋阴部神经阻滞。可仅予局部麻醉，但阴部神经阻滞有助于术后镇痛。

局部麻醉

如在局部麻醉下手术，在浸润麻醉前首先完成画线非常重要；一旦开始浸润注射，局部结构就会肿胀，导致解剖标志点辨识困难。

阴部神经阻滞

■**注意事项**

注意体形瘦／小的患者，于阴部神经处给予 5mL 布比卡因可导致其一过性下肢无力。

最好备有阴部神经阻滞套装；否则，也可用 Spinocath 导管行穿刺注射。
- 使用阴部神经阻滞套装中的穿刺针，在患者阴道内于后外侧壁可扪及坐骨棘处进针。
- 共使用 10mL 含肾上腺素的布比卡因原液，每侧注射 5mL。
- 给药前务必回抽，阴部动脉就在注射部位附近。

画线

一

在阴蒂头上方的阴蒂包皮表面标记中线（图5.3）。

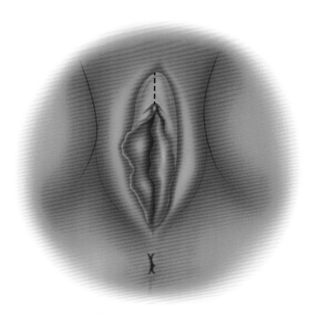

图 5.3　标记阴蒂包皮中线

二

辨认阴蒂包皮与小阴唇交接处。务必在浸润麻醉之前标记。

两手各执一镊子，分别捏持住小阴唇和阴蒂包皮，并向相反方向轻轻牵拉，以辨认阴蒂包皮汇入小阴唇的位置（图5.4）。

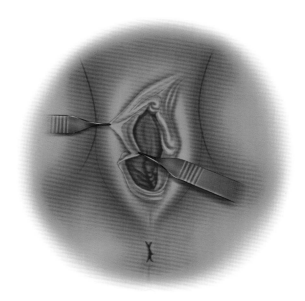

图 5.4　确认阴蒂包皮汇入小阴唇处。牵拉小阴唇、保持一定张力有助于辨认阴蒂包皮汇入小阴唇的位置

三

比较两侧小阴唇上阴蒂包皮汇入的位置。

在两侧小阴唇上标出阴蒂包皮汇入的位置。通常两侧并不对称。

四

分别比较两侧阴蒂包皮汇入小阴唇处与同侧阴蒂系带的位置关系，并检查两侧是否存在不对称（高低不等），从而决定患者是否适合通过手术达到双侧对称，即将单侧或双侧的阴蒂包皮汇入点上移。

五

■注意事项

阴蒂包皮汇入处位置越高，外观越美观。

评估患者阴蒂包皮汇入处偏低的严重程度。

观察阴蒂包皮汇入小阴唇处与阴蒂系带是否有明显的高低差异。如果差异较大，阴蒂包皮汇入小阴唇的位置明显低于阴蒂系带，切开之前务必完成汇入点上移的画线。

浸润注射前应将阴蒂包皮的术前和术后计划的汇入点标出，以防麻醉后解剖标志点辨识困难（图5.5）。

六

标记需切除的多余黏膜。标记阴蒂包皮纵向多余黏膜最简单的方法是使用组织钳夹持在多余黏膜根部，这与下睑整形术时捏起下睑标记多余皮肤类似。

如计划单纯局麻（不使用阴部神经阻滞或全麻），并在患者完全清醒的情况下画线，由于不能钳夹黏膜（患者会感觉疼痛），则可辨认并标记多余阴蒂包皮基底部两侧的黏膜皱褶作为切除界线（图5.6）。

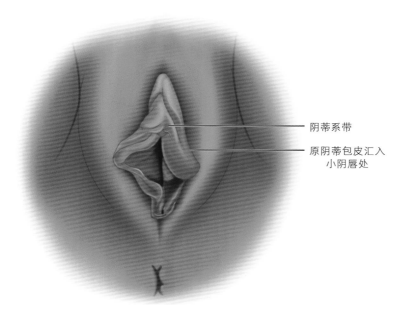

阴蒂系带

原阴蒂包皮汇入
小阴唇处

图 5.5　阴蒂包皮汇入小阴唇处不对称，双侧原汇入处均偏低，标记出了术后计划的较高的新汇入处

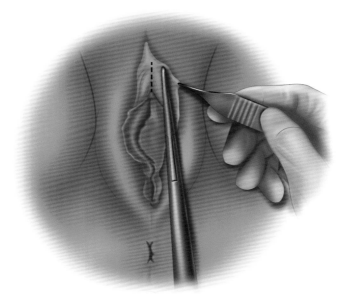

图 5.6　在阴蒂包皮上标记纵向多余黏膜。将 Kelly 钳（直钳）于阴蒂包皮多余黏膜部分的基底部闭合

切除

■注意事项

　　始终注意之前标记的中线，当使用 Kelly 钳（直钳）夹持阴蒂包皮纵向多余黏膜时，务必保持中线无偏移。

一

将多余黏膜捏起后，用直钳夹闭其基底部。
在这期间确认之前标记的中线无偏移。

二

用尖刀切除多余黏膜。刀尽量贴着直钳表面，以形成平滑的切面（图5.7）。
止血操作应当保守。切记，我们希望尽量减少对阴蒂附近的神经末梢的损伤。

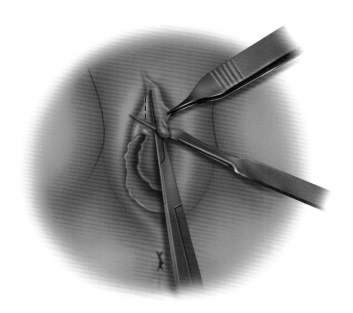

图 5.7 切除。提起多余的阴蒂包皮，用尖刀切除

缝合

■注意事项

缝合的关键点是重建阴蒂包皮汇入小阴唇的位置。

重建阴蒂包皮汇入小阴唇处

此时，术前标记原汇入点和术后计划的汇入点的重要性就体现出来了；如果切开之前没有任何标记，一旦切除完成后，黏膜边缘的辨识会非常困难，要将其解剖复位缝合将非常困难。

缝合的第一步需要首先恢复或调整阴蒂包皮汇入小阴唇处。实现的方式是行3点缝合——也称皮瓣尖端缝合——位置是我们期望阴蒂包皮汇入小阴唇的地方。

具体步骤为用缝针先穿过小阴唇外侧面黏膜缘，其后缝合阴蒂包皮拟附着于小阴唇处组织，最后穿过小阴唇内侧黏膜缘。随后可缝合其余的黏膜缘（图5.8）。

缝合时使用可吸收线。作者偏好使用4-0薇乔线。

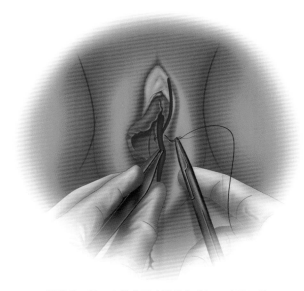

图 5.8　行 3 点缝合重建阴蒂包皮汇入小阴唇处

　　注意避免牵拉或收紧缝线。作者偏好在无张力状态下行连续交叉缝合（连续锁边缝合）。缝线过紧可能留下明显的瘢痕。

术后处理

- 抗生素仅需预防性应用。
- 术后予口服镇痛药。
- 嘱患者尽量保持术区干燥。局部吹风有助于减轻炎症。
- 8 天内患者应着 100% 棉的内裤，并避免穿紧身裤。
- 尽早拆线，一般在术后 6 ~ 8 天。早期拆线可减轻炎症、降低留下缝线痕迹的风险。
- 术后 2 周后可进行运动及同房。

预防并发症

■注意事项

如果切除前没有标记，将黏膜切缘解剖缝合复位将非常困难。

树立正确的患者预期

- 切勿承诺完全去除多余的阴蒂包皮，尤其在行纵向切除时。
- 绝不要承诺术后大阴唇将遮盖阴蒂包皮；对于大阴蒂的患者来说，这是不可能的。

重视评估

- 如果发现阴蒂包皮过多，务必考虑切除。如不切除，最终结果可能无法使患者满意。
- 轻中度阴蒂包皮过多时可以纵向切除治疗，但如明显过多，应行马蹄形切除。

细致画线

- 先画线，再行局部浸润麻醉。
- 切开前务必在小阴唇上标记阴蒂包皮的汇入处。
- 务必在两侧分别标记，以明确阴蒂系带与阴蒂包皮汇入小阴唇处的差异。

麻醉

- 注意体形瘦 / 小的患者，阴部神经阻滞中使用的 5mL 布比卡因可导致一过性下肢无力。

阴蒂包皮汇入小阴唇处

- 始终尝试使双侧阴蒂包皮汇入小阴唇处达到对称，但不要承诺可以达到百分之百的对称。
- 如果阴蒂包皮汇入小阴唇的位置偏低，应计划将其上移以获得更好的整体外观。

仔细缝合

- 作者偏好连续缝合，但切勿缝合过紧。
- 对合切缘即可；**不要过度牵拉或收紧缝线**，以避免形成不规则的瘢痕。
- 尽早拆线：术后 6 ~ 8 天。

术后处理

- 术后保持局部干燥。
- 尽早拆线。

并发症

手术计划错误

- 如果阴蒂包皮过长，务必予以切除；否则患者在小阴唇缩小整形术之后不会满意，因为多余的阴蒂包皮可能形成"阴茎样外观"。
- 画线时认真细致；记住，一旦开始浸润注射和 / 或切开，解剖标志点将会无法辨识！

瘢痕明显

- 尽量尝试在皮肤 – 黏膜交界处做纵向切口，以使瘢痕更加隐蔽。
- 如包皮纵向过长严重，应避免单用纵切口阴蒂包皮整形术。切勿在大阴唇或耻骨区皮肤上留下纵向瘢痕。

中线偏移

● 可发生于一侧相对于另一侧切除过多时。

● 为避免这一现象，画线和切除时务必确认中线居中。

瘢痕问题

● 大部分阴蒂包皮整形术中都需切除原有的阴蒂包皮汇入处，并重建新的汇入处；如果瘢痕位于阴蒂系带附近，瘢痕挛缩可能影响阴蒂头。

● 为避免这一问题，重建的新汇入点不应高于阴蒂系带与小阴唇的交接处。

第六章

马蹄形切口
阴蒂包皮整形术

更好感觉，没有异味。

阴蒂包皮缩减术可用于去除导致外观不佳的多余黏膜、防止分泌物滞留、减少局部异味，还可用于增加阴蒂体的显露，从而改善对性刺激的敏感度。

虽然阴蒂包皮整形术的首选术式是纵切口阴蒂包皮部分切除术，但如包皮黏膜横向过长或纵向严重过长（可导致切口延至大阴唇或耻骨表面皮肤而留下明显瘢痕）时，应考虑马蹄形切口阴蒂包皮整形术。

当阴蒂包皮横向过长时，阴蒂周围被多余组织包围，降低了阴蒂的敏感性，阻碍正常的性功能，外观也欠美观。术前务必评估阴蒂包皮组织是否多余，并做好标记，以在小阴唇缩小整形术时一并切除。

阴蒂包皮切除通常为单纯的黏膜切除。阴蒂包皮纵向严重过长或横向过长时应以马蹄形切口矫正，做法是将阴蒂体两侧的纵向切口上部向中线延伸相连。

印度整形外科医师 Rakesh Kalra 首先介绍了马蹄形切口阴蒂包皮整形术，他设计了可用单一切口同时完成阴蒂包皮和小阴唇多余组织切除的手术方法。

解剖学

女性外生殖器由阴户和阴蒂组成。

阴阜、大阴唇、小阴唇、阴道前庭、前庭球、阴蒂均为女性外生殖器的组成部分。

阴蒂是女性独有的性器官。其显露的圆形部分位于小阴唇前端汇合处附近、尿道口和阴道口上方。其与阴茎同源，但不包含远端尿道。阴蒂体长约 2.5cm，通过悬韧带与耻骨相联系。阴蒂体末端为圆形，即阴蒂头，被小阴唇上端延续形成的阴蒂包皮覆盖。

小阴唇上端分成两部分，其中上部向上延续形成阴蒂包皮，下部于中线会合形成阴蒂系带。

阴蒂包皮汇入小阴唇处是阴蒂包皮整形术的重要解剖学标志。前一章已经对这一解剖学要点进行了讨论，读者务必理解其对于本书描述的两种阴蒂包皮整形术的正确开展的关键意义。

评估

一

询问患者就诊的原因。尝试理解患者要求手术的原因。理想情况下，应在患者进入检查室之前，穿着其日常衣物时进行询问。此时患者更有自信，与医师的交谈更加坦诚、自如。

患者会告诉我什么？

阴蒂包皮使其不悦或不适

- "我看起来像个男的……我的阴蒂看着就像个阴茎。"
- "虽然我的小阴唇没有那么长了，但我的大阴唇却好像无法并拢……我讨厌这样！"
- "它看起来比我做小阴唇缩小之前还要糟糕。"
- "我真希望我从来没有做过小阴唇缩小，医师当时真应该提醒我阴蒂的多余皮肤切除术后将会更明显。"

卫生、异味问题

- "我感觉这些多余的皮肤造成了异味。"
- "因为异味的问题我做了检查，想排除是否有什么疾病，但是医师好像没有找到好的解释。"

二

带患者进入检查室，除去衣物；先于站立位、后于截石位进行检查；两种体位时均应将一面镜子置于患者会阴区前方，以便询问时她也可以同时观察会阴局部情况。在开始检查前，询问患者觉得困扰的是什么，然后在镜子中共同加以确认。

检查患者时应关注什么？

■注意事项

马蹄形切口阴蒂包皮整形术的良好适应证：阴蒂头遮挡＋患者希望提升前戏或性交时的性敏感度。

阴蒂包皮

- 阴蒂包皮下、阴蒂系带附近、阴蒂头区域有无污垢堆积。
- 阴蒂包皮过长。
- 阴蒂包皮过长的方向是纵向还是横向。
- 阴蒂头自然状态下被遮挡。

部分患者的阴蒂头可能被深藏在多余的阴蒂包皮下。如果检查患者时有上述发现，同时患者表示希望提高在前戏或性交时的性敏感度，则有助于术者判断其是否适合行马蹄形切口阴蒂包皮整形术。

马蹄形切口阴蒂包皮整形术的优势与不足

优势

- 当存在阴蒂包皮纵向严重过长时为理想术式。
- 易于掌握。
- 当阴蒂被多余的阴蒂包皮埋藏时为最佳选择。
- 当患者希望前戏或性交时能更加敏感时为最佳选择。
- 当患者阴蒂体过长时，此切口有利于显露阴蒂体筋膜，以便行折叠。
- 当堆积的污垢导致阴蒂头粘连，阴蒂头无法暴露时，此切口可作为阴蒂包皮分离、延长的起始切口。
- 当阴蒂头过度外露导致过度刺激时，可作为矫正的起始切口。

不足

- 手术后将在阴蒂体上方留下横行瘢痕。
  - 瘢痕可能明显。
  - 可能出现瘢痕增生。
  - 性交时瘢痕处可能疼痛。
- 存在术后阴蒂头过度外露的风险。
  - 可能难以矫正。
  - 过度刺激——即使在穿着衣服时——对于患者而言可能相当烦恼。

术前检查

- 血液检验。
  - 血常规。
  - PT 和 PTT。
  - 肌酐。
  - 其他血液检验，参考病历资料酌情选择。
- 尿液检验。
- 阴道涂片。

手术计划

麻醉

- 局部麻醉和 / 或阴部神经阻滞。

    ○ 可使用阴部神经阻滞套装。

    ○ 如无阴部神经阻滞套装，可使用 Spinocath 导管以便穿刺注射。

- 也可给予全麻，但单纯行本手术无须全麻。

切开装置

■注意事项

最好使用剪刀切开

- 剪刀。
- 手术刀。
- 射频或激光。

射频和激光在此处不如手术刀或剪刀合适，因其产生的热量可能损伤局部的神经末梢。切记手术在阴蒂附近进行，所以损伤越小越好！

也可使用手术刀，但并非必要。

当在已行纵行切除的基础上进一步行马蹄形切口切除时，最佳的选择是使用剪刀剪除阴蒂上方横向的多余黏膜。

缝线

作者最初使用的是快薇乔线，但有患者反馈有过敏反应，炎症时间也较长；之后作者尝试使用肠线，发现切口裂开的发生率较高。所以目前在缝线方面作者偏好使用 4-0 薇乔线。

- 任何可吸收缝线。

手术技术

麻醉

■注意事项

于画线前先行浸润麻醉将导致解剖标志点难以辨识。

- 局部麻醉或局部麻醉 + 阴部神经阻滞。
- 可仅予局部麻醉，但阴部神经阻滞有助于术后镇痛。

局部麻醉

如在局部麻醉下手术，在浸润麻醉前首先完成画线非常重要；一旦开始浸润注射，局部结构就会肿胀，导致解剖标志点难以辨识。

阴部神经阻滞

■注意事项 ....

注意体形瘦／小的患者，于阴部神经处给予5mL布比卡因可导致其一过性下肢无力。

最好备有阴部神经阻滞套装；否则，也可用Spinocath导管行穿刺注射。
- 使用阴部神经阻滞套装中的穿刺针，在患者阴道内于后外侧壁可扪及坐骨棘处进针。
- 共使用10mL含肾上腺素的布比卡因原液，每侧注射5mL。
- 给药前务必回抽，阴部动脉就在注射部位附近。

画线及切除

马蹄形切口

阴蒂包皮的马蹄形切口可与小阴唇缩小整形术的切口相连。

常规马蹄形切口

可用于矫正单纯的阴蒂包皮纵向严重过长，或同时矫正阴蒂包皮横向过长。
- 考虑到这一点，应始终先按纵行切除画线（见"纵切口阴蒂包皮整形术"相关章节）。
- 在完成两侧的纵行切除后，于切口上端向中线延伸汇合即可完成马蹄形切除。
- 在这些情况下，应用马蹄形切口切除黏膜可避免纵行切口延至大阴唇或耻骨区的皮肤，导致瘢痕明显（图6.1）。

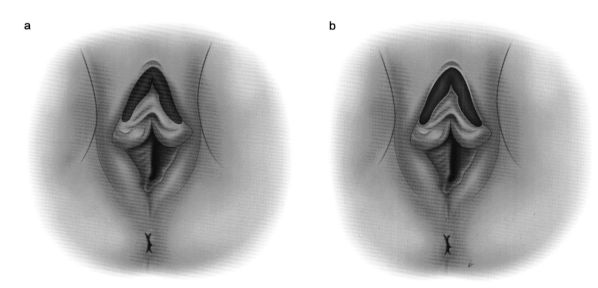

图6.1 将纵切口延长为马蹄形切口，矫正横向的多余黏膜。(a)多余的阴蒂包皮黏膜。(b)多余黏膜已被切除

短马蹄形切口

以下情况可单独行马蹄形切除：
- 矫正阴蒂包皮过度遮盖阴蒂头的情况。

○ 当阴蒂包皮无纵向过长，只是过度遮盖阴蒂头时可如此手术（图6.2）。

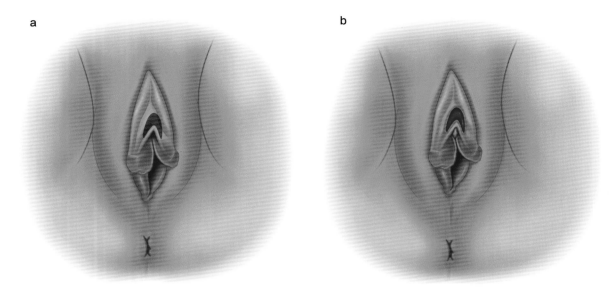

图 6.2　矫正阴蒂包皮过度遮盖的短马蹄形切口

● 作为阴蒂体过长（阴蒂头外露）的显露切口。
● 于阴蒂体基底部用可吸收缝线折叠阴蒂体筋膜。
● 切口最好位于阴蒂包皮与耻骨区之间的皮肤 – 黏膜分界线上（图6.3）。

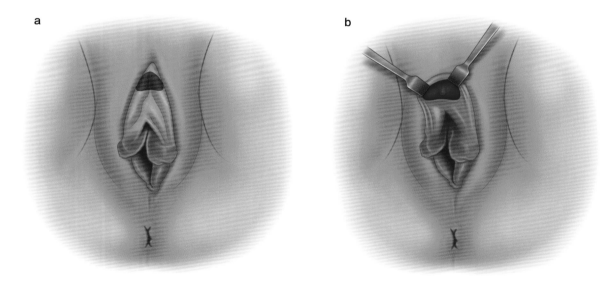

图 6.3　阴蒂体过长的短马蹄形切口。(a) 标记切除区域。(b) 切口位于阴蒂包皮上部，紧邻耻骨区皮肤

改良马蹄形切口

通过在阴蒂包皮上部做经典的 V–Y 皮瓣实现阴蒂包皮在垂直方向上的延长（图6.4）。

■注意事项

如存在阴蒂外露过度刺激，务必考虑改良马蹄形切口法。

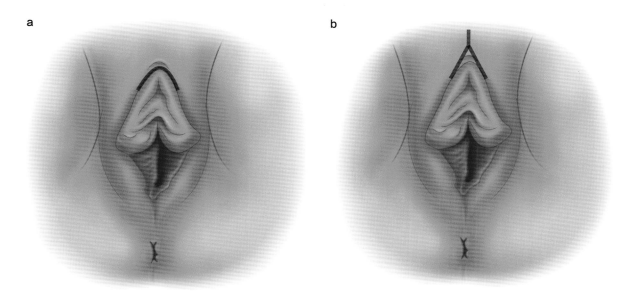

图 6.4 改良短马蹄形切口：V–Y 皮瓣。(a) 于阴蒂包皮上缘作 "V" 形切口。(b) V–Y 皮瓣

用于：

在堆积的污垢导致阴蒂头粘连，阴蒂头陷于过紧的阴蒂包皮内无法露出时，延长阴蒂包皮。

减少阴蒂头的显露。阴蒂头过度外露可能给患者造成极大的生活不便，因为衣服或者其他任何原因带来的局部摩擦都可能直接刺激阴蒂。

延长马蹄形切口（由 Rakesh Kalra 医师描述）（图 6.5）

马蹄形切口可延长出阴蒂包皮的范围，以通过单一的切口同期治疗小阴唇肥大。延长马蹄形切口可实现：

- 切除小阴唇多余组织。
- 切除纵向阴蒂包皮过长。
- 切除横向阴蒂包皮过长。

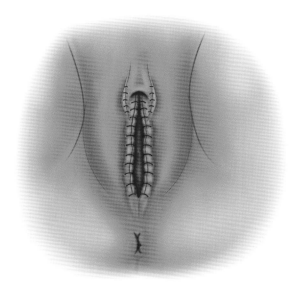

图 6.5 延长马蹄形切口，由 Rakesh Kalra 医师（印度）描述

缝合

缝合时使用可吸收线。作者的选择是 4-0 薇乔线。

注意避免牵拉或收紧缝线。作者偏好在无张力状态下行连续交叉缝合（连续锁边缝合）。缝线过紧可能留下明显的瘢痕。

术后处理

- 抗生素仅需预防性应用。
- 术后予口服镇痛药。
- 嘱患者尽量保持术区干燥。局部吹风有助于减轻炎症。
- 8 天内患者应着 100% 棉的内裤，并避免穿紧身裤。
- 尽早拆线，一般在术后 6~8 天。早期拆线可减轻炎症、降低留下缝线痕迹的风险。
- 术后 2 周后可进行运动及同房。

预防并发症

树立正确的患者预期

- 切勿承诺完全去除多余的阴蒂包皮。
- 绝不要承诺术后大阴唇将遮盖阴蒂包皮；对于大阴蒂的患者来说，这是不可能的。
- 务必向患者说明阴蒂体表面横行瘢痕的可能后果：
  - 明显。
  - 增厚：特别是在进行了阴蒂体筋膜折叠的情况下。
  - 疼痛：尤其在性交过程中受压时。

重视评估

- 如发现阴蒂包皮过长，务必考虑切除。如不切除，最终可能无法使患者满意。
- 当阴蒂包皮过多严重时，应考虑马蹄形切除。
- 阴蒂包皮整形存在众多术式，应根据患者的主诉和体格检查时的发现，选择最佳的术式；因此，务必掌握各种术式。

细致画线

- 先画线，再行局部浸润麻醉。
- 切开前务必在小阴唇上标记阴蒂包皮的汇入处。
- 务必在两侧分别标记阴蒂系带与阴蒂包皮汇入小阴唇处的差异。

麻醉

- 注意体形瘦 / 小的患者，阴部神经阻滞中使用的 5mL 布比卡因可导致其一过性下肢无力。

仔细缝合

- 作者偏好连续缝合，但切勿缝合过紧。
- 对合切缘即可；不要过度牵拉或收紧缝线，以避免形成不规则的瘢痕。
- 尽早拆线：术后 6 ~ 8 天。

术后处理

- 术后保持局部干燥。
- 尽早拆线。

并发症

手术计划错误

- 如果阴蒂包皮过长，务必予以切除；否则患者在小阴唇缩小整形术之后不会满意，因为多余的阴蒂包皮可能形成"阴茎样外观"。
- 细致画线；记住，一旦开始浸润注射和 / 或切开，解剖标志点将难以辨识。
- 务必解释阴蒂表面横行瘢痕的可能后果。

瘢痕明显

- 阴蒂体表面的瘢痕可能外观明显，使人感觉不适，甚至产生疼痛。
- 如果可行，务必将横行切口设计于耻骨区皮肤 – 黏膜交界处，以使瘢痕更加隐蔽。
- 如果可行，务必使缝合后的横行切口位于耻骨而非阴蒂体表面，以免性交过程中压迫阴蒂体。
- 鼓励患者按摩瘢痕，以防止瘢痕增生。
- 折叠阴蒂体后，可能在切口局部形成隆起外观，使患者感觉不适或影响美观。

瘢痕问题

- 大部分阴蒂包皮整形术中都需切除原有的阴蒂包皮汇入处，并重建新的汇入处；如果瘢痕位于阴蒂系带附近，瘢痕挛缩可能影响阴蒂头。
- 瘢痕增生，尤其当其位于阴蒂体表面时，可导致性交过程中疼痛；为了预防增生，应鼓励患者按摩局部，并在切口愈合过程中积极沟通；瘢痕组织成熟稳定约需 6 个月。

阴蒂包皮切除过多导致阴蒂显露

- 阴蒂显露导致过度刺激，对患者而言非常烦恼、不适。由衣服或任何动作造成的局部摩擦都可能造成刺激。
- 如果确实出现此情况，需通过改良马蹄形切口延长阴蒂包皮，矫正覆盖不足的情况。

第七章

小阴唇缩小整形术
联合阴蒂包皮整形术

外阴区域，综合考量。

"在外阴整形美容手术方面医师能做的只是切切小阴唇"，这种观念既陈旧又错误。外阴整形美容的范围远不止于此；在许多案例中，只单纯考虑行小阴唇缩小整形术或阴蒂包皮整形术并不合适。

大部分小阴唇肥大的患者也有不同程度的阴蒂包皮过多情况，因此将小阴唇缩小整形术和阴蒂包皮整形术联合进行是很常见的做法。

目前，本书已经单独讨论了针对小阴唇和阴蒂包皮的多种治疗选择。在准确理解这些术式的基础上，我们可以将不同术式组合起来，以更好地满足患者的需求。

解剖学

一个非常重要的理念是，外阴各结构的解剖，尤其是小阴唇和阴蒂包皮的解剖，相互之间密切关联。

小阴唇是阴道口两侧的皮肤黏膜皱襞，其上端分为两部分，分别与阴蒂包皮和阴蒂系带相延续；因此，手术常常需要同时调整小阴唇和阴蒂包皮，以获得更好的效果。

阴蒂位于小阴唇前端汇合处附近、尿道口和阴道口上方；阴蒂体末端即阴蒂头，通常被小阴唇延续形成的阴蒂包皮遮盖。小阴唇上端分成两部分，其中上部向上延续形成阴蒂包皮。

阴蒂包皮汇入小阴唇处是本章所讨论手术的重要解剖学标志。其对于正确地联合进行小阴唇缩小整形术和阴蒂包皮整形术非常重要。

评估

首先，务必询问患者就诊的原因。尝试理解患者要求手术的原因。理想情况下，应在患者进入检查室之前，穿着其日常衣物时进行询问。此时患者更有自信，与医师的交谈更加坦诚、自如。

带患者进入检查室，除去衣物；先于站立位、后于截石位进行检查；两种体位时均应将一面镜子置于患者会阴区前方，以便询问时她也可以同时观察会阴局部情况。在开始检查前，询问患者觉得困扰的是什么，然后在镜子中共同加以确认。

前面几章已经列出了一些患者就诊时可能提出的常见问题，以及检查评估时医师需要关注的地方。

以下所附的诊治思路可以提供更加实际的指导，协助我们基于病史采集和体格检查的发现决定采取哪些术式（图7.1）。

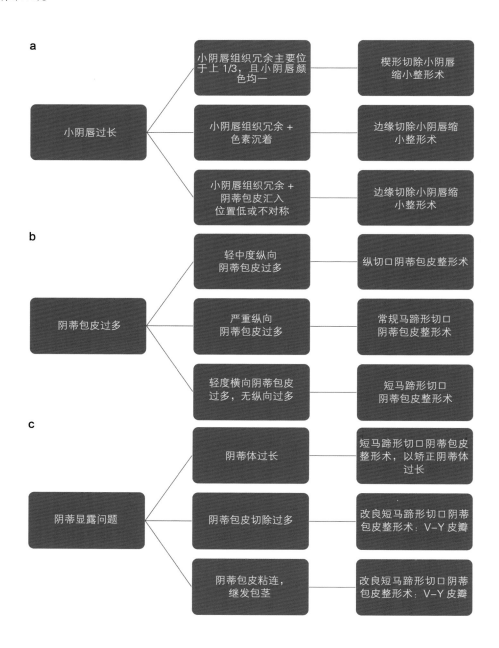

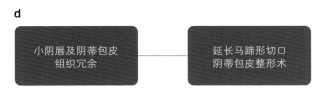

图 7.1 （a）小阴唇过长的诊治思路。（b）阴蒂包皮过多的诊治思路。（c）阴蒂显露问题的诊治思路。（d）小阴唇及阴蒂包皮组织冗余的诊治思路

小阴唇缩小整形术联合阴蒂包皮整形术的优势与不足

优势

- 术后外阴更加美观。
- 避免二次手术。
- 患者无须额外的恢复期。
- 手术时间无明显增加。
- 手术风险无明显增加。
- 成本效益比良好。

不足

- 较单项手术复杂，手术技巧更难掌握。
- 更多切口，更多瘢痕。
- 局部瘢痕相关问题风险增加。

术前检查

- 血液检验。
  - 血常规。
  - PT 和 PTT。
  - 肌酐。
  - 其他血液检验，参考病历资料酌情选择。
- 尿液检验。
- 阴道涂片。

手术计划

麻醉

- 局部麻醉和 / 或阴部神经阻滞。

○ 可使用阴部神经阻滞套装。

○ 如无阴部神经阻滞套装，可使用 Spinocath 导管以便穿刺注射。

● 也可给予全麻，但单纯施行本手术无须全麻。

切开装置

● 剪刀。
● 手术刀。
● 射频。
● 激光。

不推荐于阴蒂包皮切除时使用射频或激光切割装置，因其可产热，而术区为敏感区域，损伤越小越好。

剪刀和手术刀有各自更为适合的阴蒂包皮切除术式；请参阅之前的第三章至第六章，以了解不同区域和术式适合使用的切开装置。

缝线

作者最初使用的是快薇乔线，但有患者反馈有过敏反应，炎症时间也较长；之后作者尝试使用肠线，发现切口切开的发生率较高。所以目前在缝线方面作者偏好使用 4-0 薇乔线。

● 任何可吸收缝线。

手术技术

麻醉

● 局部麻醉或局部麻醉 + 阴部神经阻滞。

可仅予局部麻醉，但阴部神经阻滞有助于术后镇痛。

局部麻醉

如在局部麻醉下手术，在浸润麻醉前首先完成画线非常重要；一旦开始浸润注射，局部结构就会肿胀，导致解剖标志点难以辨识。

阴部神经阻滞

最好备有阴部神经阻滞套装；否则，也可用 Spinocath 导管行穿刺注射。

● 使用阴部神经阻滞套装中的穿刺针，在患者阴道内于后外侧壁可扪及坐骨棘处进针。
● 共使用 10mL 含肾上腺素的布比卡因原液，每侧注射 5mL。
● 给药前务必回抽，阴部动脉就在注射部位附近。

画线

一

在阴蒂头上方的阴蒂包皮表面标记中线（图7.2）。

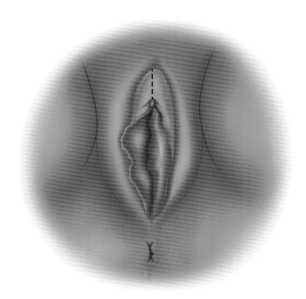

图 7.2 标记阴蒂包皮中线

二

辨认阴蒂包皮与小阴唇交接处。务必在浸润麻醉之前标记。

两手各执一镊子，分别捏持住小阴唇和阴蒂包皮，并向相反方向轻轻牵拉，以辨认阴蒂包皮汇入小阴唇的位置（图7.3）。

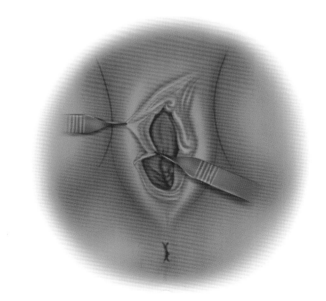

图 7.3 在小阴唇上确定阴蒂包皮汇入处

三

比较两侧阴蒂包皮汇入小阴唇的位置。

在两侧小阴唇上标出阴蒂包皮汇入的位置。通常两侧并不对称。

四

分别比较两侧阴蒂包皮汇入小阴唇处与同侧阴蒂系带的位置关系，并检查两侧是否存在不对称（高低不等），从而决定患者是否适合通过手术达到双侧对称，即将单侧或双侧的阴蒂包皮汇入点上移（图7.4）。

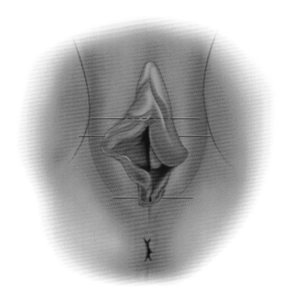

图 7.4　两侧阴蒂包皮汇入小阴唇处不对称，更高的新汇入处，以及后联合处小阴唇的止点

五

评估患者阴蒂包皮汇入处偏低的程度。

观察阴蒂系带与阴蒂包皮汇入小阴唇处是否有明显的高低差异。如果差异较大，阴蒂包皮汇入小阴唇的位置很低，切开之前务必完成汇入点上移的画线。

浸润注射前应将阴蒂包皮的术前和术后计划的汇入点标出，以防解剖标志点难以辨识。

六

在后联合处标记小阴唇下界。务必在浸润注射或局部肿胀前做此标记，因为行 Lazy S 或边缘切除小阴唇缩小整形术时，切口需与后联合保持一定距离。

七

标记需切除的多余黏膜。

切除及缝合

楔形切除小阴唇缩小整形术联合短马蹄形阴蒂包皮整形术

如联合行楔形切除小阴唇缩小整形术及短马蹄形切口阴蒂包皮整形术，不必将两个术式的切口相连。

边缘切除小阴唇缩小整形术联合纵切口阴蒂包皮整形术（图 7.5）

如联合行边缘切除小阴唇缩小整形术及纵切口阴蒂包皮整形术，两个术式的切口需要相连。

首先，使用直钳和 11 号手术刀（尖刀），按"纵切口阴蒂包皮整形术"一章所述切除阴蒂包皮。

随后，按照"边缘切除小阴唇缩小整形术"一章所述，切除标记好的小阴唇多余组织。

最后，将两处的切口相连，做法是将阴蒂包皮切除的纵切口延伸到小阴唇上计划的术后阴蒂包皮汇入小阴唇处。

■ 注意事项

联合行阴蒂包皮和小阴唇纵向切除时，缝合必须从 3 点缝合开始。

首先应行 3 点缝合，详见"边缘切除小阴唇缩小整形术"及"纵切口阴蒂包皮整形术"章节所述。

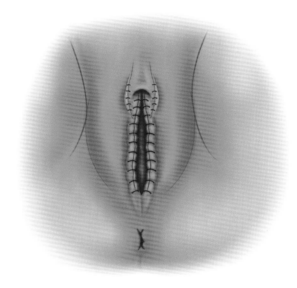

图 7.5 边缘切除小阴唇缩小整形术联合纵切口阴蒂包皮整形术

术后处理

- 抗生素仅需预防性应用。
- 术后予口服镇痛药。
- 嘱患者尽量保持术区干燥。局部吹风有助于减轻炎症。
- 8 天内患者应着 100% 棉的内裤，并避免穿紧身裤。
- 尽早拆线，一般在术后 6 ~ 8 天。早期拆线可减轻炎症、降低留下缝线痕迹的风险。
- 术后 2 周后可进行运动及同房。

预防并发症

树立正确的患者预期

- 切勿承诺完全去除多余的阴蒂包皮，尤其在行纵向切除时。
- 即使患者坚持，也绝不要切除所有小阴唇组织，否则患者之后可能出现阴道干涩，尤其在绝经后激素水平变化时。

重视评估

- 始终对整个外阴区做整体评估。
- 阴蒂包皮需要处理时不应犹豫。

细致画线

- 先画线，再行局部浸润麻醉。
- 切开前务必在小阴唇上标记阴蒂包皮的汇入处。
- 务必在两侧分别标记阴蒂系带与阴蒂包皮汇入小阴唇处的差异。
- 务必在小阴唇上标出切除范围的下界，以免术中伤及后联合。

仔细缝合

- 作者偏好连续缝合，但切勿缝合过紧。
- 对合切缘即可；不要过度牵拉或收紧缝线，以避免瘢痕形成不规则的边缘。
- 尽早拆线——术后 6~8 天。

术后处理

- 术后保持局部干燥。
- 尽早拆线。

并发症

手术计划错误

- 如果阴蒂包皮过长，务必予以切除；否则患者在小阴唇缩小整形术之后不会满意，因为多余的阴蒂包皮可能形成"阴茎样外观"。
- 细致画线；记住，一旦开始浸润注射和/或切开，解剖标志点将难以辨识。

瘢痕明显

- 尽量尝试在皮肤 – 黏膜交界处做纵向切口，以使瘢痕更加隐蔽。
- 如包皮纵向明显过长，应避免单用纵切口阴蒂包皮整形术。切勿在大阴唇或耻骨表面皮肤上留下纵行瘢痕。
- 切记，纵切口阴蒂包皮切除可以方便地转为马蹄形切口切除。如果切除多余黏膜时发现对所有多余黏膜单纯纵行切除将使得在耻骨区皮肤上遗留切口瘢痕，务必从纵切口转为马蹄形切口。

瘢痕问题

- 重建的阴蒂包皮汇入小阴唇的位置绝不应高于阴蒂系带与小阴唇交接的位置。
- 仅在确实需要时采用马蹄形切口，因为阴蒂体表面的皮肤瘢痕无法排除这些风险：瘢痕明显、患者不适、摩擦或性交时疼痛。

■注意事项

阴蒂包皮汇入处越高，外观越美观，但阴蒂头受牵拉的风险也越高。

第八章   大阴唇丰满术

增进丰满，塑造外观。

美容整形外科医师经过数十年才意识到，正确的面部年轻化手术不单单意味着提拉或去除多余的皮肤；分析年轻的面部可以看到，它们并不紧绷，它们有外形、轮廓，并且充盈饱满。大阴唇年轻化治疗也是一样的道理。

在下一章，我们将讨论如何使大阴唇的皮肤变得紧致，但同样地，对于许多患者而言单纯地收紧皮肤并不足够。因此，如果我们想要使大阴唇丰满而美观，填充是一个非常好的选择。

大阴唇的主要构成组织是皮下脂肪组织，可以通过增加或去除脂肪实现手术塑形。大阴唇缩小可通过传统的吸脂手术实现。

大阴唇填充可以单独或与大阴唇皮肤切除联合进行，最常用的填充物包括自体脂肪和 / 或透明质酸。本章讨论的是脂肪填充。

解剖学

大阴唇属于外阴区；阴阜向后延续，形成富含皮下脂肪组织的大阴唇。

大阴唇是两片皮肤皱襞，前宽后窄；其后端与小阴唇汇合，形成后联合（图8.1）。

评估

务必理解患者对于其私密处觉得困扰的原因，因此首先需要倾听患者所述。

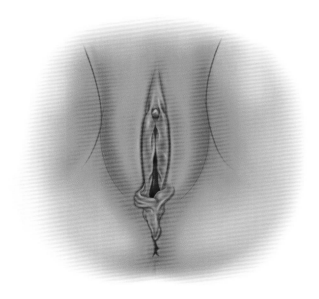

图 8.1　后联合的构成

患者会告诉我什么?

- "我不喜欢阴唇上的这些褶子。"
- "大阴唇让我不悦,也不舒服。"
- "我的阴唇为什么看起来这么老?它们怎样才能看起来年轻一些?"
- "我感觉大阴唇像是泄了气瘪下去了。"
- "我的大阴唇皮肤看起来就是老!"
- "我希望我的大阴唇能遮住小阴唇。"
- "我的大阴唇看着不对称,它们能更相似一些吗?"
- "我不喜欢阴道里面能被直接看到,有什么办法能解决吗?"
- "减重这么多之后,我的外阴也不好看了。"

部分患者在检查时可见明显的皮肤松弛,但如果手术使大阴唇变得丰满,患者未必会感觉舒适。因此务必倾听患者所述,以制订正确的治疗计划。

检查患者时应关注什么?

大阴唇

- 外观平坦。
- 皮下组织 / 脂肪组织减少(瘪陷)。
- 轻中度皮肤松弛。
- 皮肤皱纹(细线样,尤其在后端,患者往往不喜欢)。
- 大阴唇无法覆盖小阴唇。
- 阴道口显露。

填充剂的选择:脂肪 vs 透明质酸?

如果患者需要的填充量不大,并能理解之后需要定期复诊再次注射,透明质酸是一个良好选择。

如果患者需要较大量的填充，并清楚意识到脂肪可能被部分吸收，则其为脂肪填充的良好对象。脂肪填充的另一个条件是患者能够接受从供区抽取脂肪；当然，患者需要存在脂肪堆积的良好供区。

脂肪填充的优势

- 需行吸脂，可减少患者希望去除的脂肪堆积。
- 通常患者均有足够的脂肪用于大阴唇注射填充。
- 以脂肪作为填充物无须额外的花费。
- 填充物过敏反应的风险很低。
- 一旦脂肪在大阴唇处存活，效果可维持多年。

脂肪填充的不足

- 脂肪吸收不可避免。
- 脂肪吸收比例无法预测，许多案例中可接近 50%。
- 可形成脂肪囊肿，尤其当小范围内注射过多脂肪时。
- 感染风险高于透明质酸填充。
- 注射填充脂肪过多时，可破坏局部的自然解剖形态。
- 脂肪填充过多可使得大阴唇外形过于突出，患者可能感觉不适，尤其着紧身衣物时。

术前检查

- 血液检验。
  - 血常规。
  - PT 和 PTT。
  - 肌酐。
  - 其他血液检验，参考病历资料酌情选择。
- 尿液检验。
- 阴道涂片。

手术计划

麻醉

- 局部麻醉和 / 或阴部神经阻滞。
  - 可使用阴部神经阻滞套装。
  - 如无阴部神经阻滞套装，可使用 Spinocath 导管以便穿刺注射。
- 也可给予全麻，但单纯施行本手术无须全麻。

手术技术

■注意事项

务必先画线再浸润麻醉。

麻醉

- 局部麻醉。
- 局部麻醉 + 阴部神经阻滞。

可仅予局部麻醉，但阴部神经阻滞有助于术后镇痛。

局部麻醉

如在局部麻醉下手术，在浸润麻醉前首先完成画线非常重要；一旦开始浸润注射，局部结构就会肿胀，导致解剖标志点难以辨识。

全麻

行大阴唇填充时作者偏好全麻。

阴部神经阻滞

■注意事项

注意体形瘦 / 小的患者，于阴部神经处给予 5mL 布比卡因可导致其一过性下肢无力。

最好备有阴部神经阻滞套装；否则，也可用 Spinocath 导管行穿刺注射。

- 使用阴部神经阻滞套装中的穿刺针，在患者阴道内于后外侧壁可扪及坐骨棘处进针。
- 共使用 10mL 含肾上腺素的布比卡因原液，每侧注射 5mL。
- 给药前务必回抽，阴部动脉就在注射部位附近。

脂肪获取

脂肪通过吸脂获得，吸脂区域先以肿胀液（每 1000mL 生理盐水加入 1mg 肾上腺素）浸润。

由于填充部位位于外阴区，吸脂区域可选择大腿内侧、膝内侧、臀部或身体其他部位可满足条件的脂肪堆积区；最好选择既往未经手术或外伤的区域。

作者偏好使用 10mL 注射器及 2.0 ~ 2.5mm 的吸脂针获取脂肪，以避免损伤细胞。

画线

大阴唇前宽后窄。画线及注射脂肪时务必牢记这一点，因为通常大阴唇后部的皮肤更加松弛，导致术者容易填充出后宽前窄的不自然外形。

注射填充用脂肪预处理

抽取的脂肪不进行清洗、过滤或离心。

抽取后，脂肪静置并自然沉淀，随后将上部的多余液体和油层倾斜倒出。

局部脂肪注射填充

脂肪处理完毕后，用 5mL 注射器分装，并用 1.8mm 一次性钝针注入大阴唇。

进针点位于大阴唇前缘（阴阜附近，图8.2），用 18G 针头刺破皮肤。

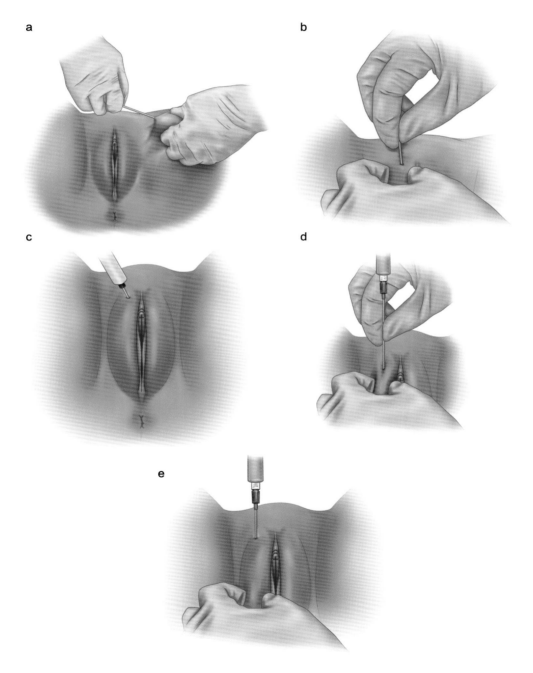

图 8.2　大阴唇脂肪填充。(a) 于大腿内侧采集脂肪。(b) 用 18G 针头刺穿皮肤进针点。(c) 图示进针点的位置。(d) 置入填充针头。(e) 注射脂肪并同时以手塑形

多层次进针，退针时推注脂肪。

这期间始终确保拇指和食指间可触及钝针，以把握脂肪注射的部位，并持续按摩局部。

脂肪注射结束后，充分按摩整个术区，并行塑形，切记形成前宽后窄的外观（图8.2）。

每侧大阴唇注射多少脂肪?

■注意事项

注射脂肪越多，形成脂肪囊肿的风险越高。

脂肪注射量取决于有多少松弛皮肤，以及患者希望外阴－大阴唇区域达到的饱满程度。

通常每侧注射 10mL 或更多（25 ~ 30mL）。

进针的小切口用医用胶带覆盖即可。

术后处理

- 术后使用抗生素 5 ~ 7 天。
- 术后予口服镇痛药。
- 8 天内患者应着 100% 棉的内裤，并避免穿紧身裤。
- 术区可明显肿胀，务必提前告知患者!
- 术后 2 周后可进行运动及同房。

预防并发症

■注意事项

绝不要注射过多脂肪，因将增加脂肪囊肿的风险；脂肪注射结束后，充分按摩整个注射区，以预防出现脂肪囊肿。

树立正确的患者预期：脂肪会被吸收

- 没有两片阴唇是一模一样的。
- 使患者对于可能超过 50% 的脂肪吸收有心理准备，并能够接受可能需要不止一次手术才能达到满意体积的事实。

感染的发生率较其他的外阴手术都要高

- 术前彻底清洁术区，术后前 3 天每次如厕后使用消毒液。

● 术后务必口服抗生素 5 ~ 7 天。

并发症

脂肪坏死

注射的脂肪越多，脂肪坏死的风险越高。通常患者能感觉到其存在，但外观并不明显。

如出现肿块，嘱患者积极按摩；肿块可能随时间推移逐渐缩小。

如形成疼痛或困扰的硬结，可以尝试在捏持住硬结的情况下以糖皮质激素（如倍他米松）浸润注射，这样硬结可以缩小；也可选择手术切除，但手术始终应作为最后的手段。

吸收 / 不对称

由于无法预测脂肪填充后有多少能够存活，每侧的注射量可以稍多一些，以抵消吸收的影响。但仍应警告患者注射的脂肪可能有超过 50% 会被吸收。

感染

感染可能为术后感染，也可能与脂肪坏死有关；后者发生于大阴唇脂肪注射量过大，局部空间有限，循环血供无法完全滋养移植脂肪时。

第九章　大阴唇部分切除术

皮肤紧致，外观年轻。

大阴唇为外阴重要的美学单位。考虑行大阴唇部分切除术的原因可能是皮肤或者脂肪组织过多。

众所周知，重力的影响无所不在。随着时间的推移，在经年累月的重力作用下，任何物体都有下垂的倾向，外阴也不例外。

与皮肤、面部类似的年龄相关改变也发生在大阴唇。

随着年龄增加，皮肤的透明质酸开始流失，变得干燥而缺乏光泽，从而导致细纹样外观。这一变化也发生在外阴皮肤；此外，重力导致皮肤松弛、弹性减退，在大阴唇处更加明显。此时大阴唇紧致手术可以帮助女性解决这一问题。

解剖学

大阴唇和小阴唇后部汇合形成后联合，后联合构成阴道外口的一部分。

皮肤随着年龄增长而松弛下垂；这一变化在大阴唇后部，3个解剖结构（大阴唇、小阴唇、阴道外口）交汇的区域表现更为明显。

另一重要事实是大阴唇表面为皮肤覆盖，而小阴唇表面为黏膜；在小阴唇上的切口和其他部位黏膜的切口一样，往往愈合良好，瘢痕几不可见。但在大阴唇上，和其他部位的皮肤切口一样，瘢痕在早期会更加明显，因此绝不能承诺瘢痕会完全消退；尤其外阴区皮肤可能颜色较深，使得瘢痕组织和正常皮肤的颜色对比更加明显。

评估

务必理解患者对于其私密处觉得困扰的原因，因此首先需要倾听患者表述。

患者会告诉我什么?

组织过多

- "穿紧身裤使我不舒服，因为我的阴唇太突出了。"
- "穿泳衣时我的大阴唇很明显，中间还能看到一条缝，我不喜欢这样。"
- "穿紧身衣的时候我的'下面'看起来像个存钱罐的投币口！"

皮肤过多

- "我不喜欢站着的时候大阴唇松弛下垂的样子。"
- "我的阴唇为什么看起来这么老？怎么能让它们年轻一些？"
- "我不喜欢一边大阴唇看起来比另一边长的样子。"
- "我感觉大概是因为这么多年一直做蜜蜡脱毛，脱毛时大阴唇的拉扯导致现在皮肤这么松弛。"
- "我的体重明显下降后，大阴唇的皮肤就显得过多了。"
- "我不喜欢阴道里面能被直接看到，有什么办法能解决吗？"

检查患者时应关注什么?

首先需要明确，困扰患者的是皮肤过多还是脂肪组织过多？虽然两个问题都可以通过大阴唇缩减术改善，但具体的手术细节稍有不同。

对于以皮肤过多为主要问题的患者，查体可见大阴唇松垂瘪陷；而在脂肪组织过多的患者中，可以发现大阴唇过于饱满，皮肤无松弛下垂。

针对皮肤松弛的大阴唇部分切除术的优势与不足

优势

- 如大阴唇皮肤过于松弛，此术式为切除多余皮肤的最佳术式。为了获得更好的效果，也可以在切除术后同期行脂肪注射填充。
- 对于皮肤切除术，如果只是去除浅层皮肤，将真皮原位折叠作为填充，则即使是单纯行切除（不注射填充）也可获得比术前更饱满的外观。注意不要将存活毛囊埋入皮下，以免发生表皮囊肿。

不足

- 如果只是切除了多余皮肤，术后患者可能会要求再次行手术/治疗以使大阴唇变得丰满。
- 手术可留下明显瘢痕，尤其是对于外阴肤色较深的患者。
- 如皮肤切除过多，尤其是对于大量减重患者，可能导致阴道口显露，患者可能感觉非常不适，阴道干涩的风险也会增加。

针对脂肪组织过多的大阴唇部分切除术（皮肤及脂肪切除术）的优势与不足

优势

● 皮肤及脂肪切除术可避免单纯吸脂术后大阴唇松垂的不佳效果；如果只着眼于解决脂肪组织过多而行单纯吸脂，患者可能需要二次手术紧致或部分切除大阴唇皮肤。

不足

● 如脂肪组织严重过多，单纯切除部分皮肤和皮下脂肪难以达到满意效果；更好的做法是先行吸脂，在吸脂完成后再行皮肤切除。

术前检查

● 血液检验。
  ○ 血常规。
  ○ PT 和 PTT。
  ○ 肌酐。
  ○ 其他血液检验，参考病历资料酌情选择。
● 尿液检验。
● 阴道涂片。

手术计划

麻醉

● 单纯局部麻醉，或配合以阴部神经阻滞。
● 作者偏好全麻。即使在镇静麻醉前进行画线，局部麻醉浸润也可能导致手术偏离计划进行。

手术技术

麻醉

■注意事项

务必先画线再浸润麻醉。

- 局部麻醉 + 阴部神经阻滞。
- 全麻 + 阴部神经阻滞。

阴部神经阻滞有助于术后镇痛。

局部麻醉

如在局部麻醉下手术，在浸润麻醉前首先完成画线非常重要；一旦开始浸润注射，局部结构就会肿胀，导致解剖标志点难以辨识。

全麻

行大阴唇部分切除时作者偏好全麻。

阴部神经阻滞

■**注意事项**

注意体形瘦 / 小的患者，于阴部神经处给予 5mL 布比卡因可导致其一过性下肢无力。

最好备有阴部神经阻滞套装；否则，也可用 Spinocath 导管行穿刺注射。

- 使用阴部神经阻滞套装中的穿刺针，在患者阴道内于后外侧壁可扪及坐骨棘处进针。
- 共使用 10mL 含肾上腺素的布比卡因原液，每侧注射 5mL。
- 给药前务必回抽，阴部动脉就在注射部位附近。

画线

应根据患者的情况和意愿计划切除。

仅切除多余脂肪组织

画线：应于站立位进行，通过掐捏确定多余的脂肪量。

常规行吸脂。

吸脂前局部注射与多余脂肪组织大致等体积的肿胀液（每 1000mL 生理盐水加入 1mg 肾上腺素）。

术后将会明显肿胀，术前务必告知患者。

术后局部会出现明显疼痛和变硬，因而推荐进行淋巴引流按摩。

仅切除多余皮肤

■**注意事项**

切勿切除过多皮肤，否则术后阴道内部黏膜外露，将导致阴道干涩。

首先于站立位画线，随后患者取截石位，在尚未行任何麻醉时确认调整。

皮肤的切除量通过掐捏判断。务必注意阴道外口，确保确定皮肤切除量时阴道内黏膜无显露。

标记切除区域时，后部的切除量应小些，以避免显露阴道外口。

最终画线呈纺锤形，以免形成猫耳状（图9.1）。

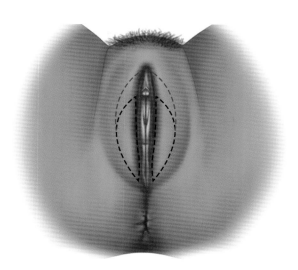

图9.1 画线：拟切除皮肤

务必将切口放在大阴唇内侧皮肤–黏膜交界处或大阴唇毛发区内侧缘。

切勿将大阴唇毛发区过度内移，如毛发离阴道外口过近，患者将非常不适；此外，在此区域过度切除也可能导致阴道外口显露（图9.2）。

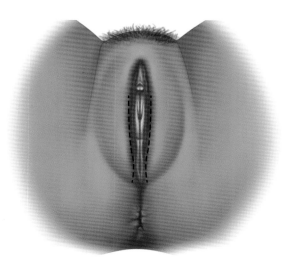

图9.2 内侧切口位置

切除多余皮肤和脂肪组织

如为切除多余皮肤，则应仅切除表皮，以保留外阴的丰满外观。

去表皮完成后，务必将基底部的毛囊电凝灭活，以防术后形成表皮囊肿（图9.3）。

皮肤缝合

大阴唇术区表面为皮肤而非黏膜；因此，作者偏好的缝合方法是在用可吸收线行皮下缝合后用不可吸收缝线行皮内缝合，保证皮缘外翻。

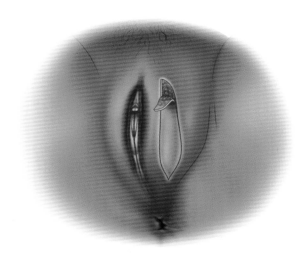

图 9.3 切除深度

术后处理

- 抗生素仅需术前预防性应用。
- 术后予口服镇痛药。
- 8 天内患者应着 100% 棉的内裤，并避免穿紧身裤。
- 如使用不可吸收缝线缝合皮肤，告知患者需要拆线。
- 如仅行皮肤切除，术后 4 周后可运动及同房；如行吸脂，则应于术后 2 周内避免同房或剧烈运动。

预防并发症

树立正确的患者预期

- 务必告知患者最终瘢痕可能明显。外阴区肤色可能较深，易导致瘢痕和阴唇皮肤颜色差异显著。
- 当松弛皮肤过多时，手术无法完全将其去除；保留部分多余皮肤要优于切除量过大的情形，以避免其导致的阴道外口显露。
- 没有两片阴唇是一模一样的。
- 不要对会阴处黏膜过多进行矫正。如果此处组织过多确实让患者觉得困扰，只有在行会阴成形术（见"会阴成形术"一章）时，才可进行处理。

细致画线

- 先画线，再行局部浸润麻醉。
- 务必于站立位及截石位画线。

麻醉

- 如患者体形瘦 / 小，于阴部神经处给予 5mL 布比卡因可导致一过性下肢无力。
- 画线之前勿注射麻醉。

切忌过度切除

通过掐捏确定切除量时，注意避免切除后阴道内黏膜显露。

不要切除后联合的多余黏膜

- 如果患者有会阴部肌肉分离，而你在切除后联合多余黏膜时没有进行修复，后期她可能在性交时出现局部撕裂。
- 这和唇腭裂的修复类似；如果只是缝合皮肤而不对合肌肉，手术不可能取得良好效果。

仔细缝合

- 确保切缘外翻。

并发症

切除过多

- 画线时避免标记的皮肤切除区域过大，否则术后阴道外口内部组织将暴露。
- 如确实切除过多，则可出现阴道外口内部组织显露及阴道干涩。大阴唇脂肪填充和 / 或会阴成形术可用于处理阴道外口内部组织显露。

阴道干涩

- 阴道干涩可使女性感觉明显不适，尤其在绝经后。
- 小阴唇和 / 或大阴唇过度切除可导致阴道干涩（图9.4）。

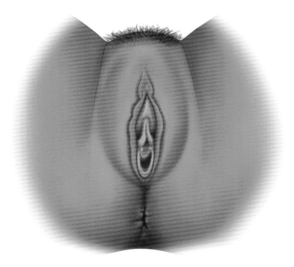

图 9.4　过度切除后的阴道外观

瘢痕明显

- 可能出现瘢痕过于靠内。注意正确设计切口，反复确认拟切除的量；确保切除区域的内缘不超过大阴唇毛发区内界，以免术后瘢痕过于靠内。
- 大阴唇处切口的愈合时间（切口瘢痕恢复过程）可能长于预期，务必告知患者瘢痕明显的时间可能会超过 6 个月。
- 行大阴唇部分切除时，瘢痕最终可能较明显，尤其在拉丁美洲人中。在深色皮肤上瘢痕最终看起来会比大阴唇白（图9.5）。

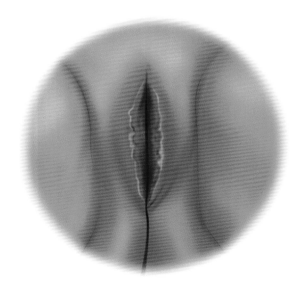

图 9.5　瘢痕明显

第十章

阴阜（耻骨区）
年轻化手术

隆起或平坦，怎样才是最好？

耻骨区一直是与性感相关的一个重要区域。早在文艺复兴时期，裸体出现在艺术作品中的时候，耻骨区——也被称为维纳斯之丘或阴阜——就是艺术家们用于代表女性外阴的最低部位，被作为女性性感的象征。

如今，我们将外阴和阴道年轻化的诸多现有治疗手段视为理所当然，我们最关注的是阴唇的外观或如何使阴道紧致，但事实上阴阜也是一个重要的方面，不仅在外阴的美学上，也与健康的性生活有关。

虽然并不自然，但外阴区没有任何毛发的外观如今相当常见。蜜蜡脱毛或激光脱毛是最常用的手段。使用脱毛蜡或激光的过程中，局部组织受热，反复操作可导致阴阜脂肪组织丢失，而脂肪组织正是此处的特征之一。性交过程中，阴阜需要承受压力；因此，阴阜需要有作为缓冲的脂肪垫，以保护女性免受直接的骨性摩擦或疼痛。长期用蜡脱毛后，局部皮肤也会被拉伸、变松，并在重力作用下出现下垂，导致不够悦目，甚至在性交过程中感觉疼痛。

另一导致阴阜区松弛的原因是体重明显减轻，这在大量减重的患者当中尤其明显。

解剖学

耻骨区位于耻骨浅面，也称阴阜。脂肪组织堆积是此区域的重要特征，在形成丰满、悦目的轮廓的同时，也保护耻骨在性交过程中免于摩擦。

阴阜皮肤向后延伸，延续并且参与形成阴道口两侧的大阴唇；大阴唇是以丰富的脂肪组织为特征的皮肤皱襞。

剖宫产术后，位于阴阜上部的耻骨区瘢痕常常凹陷粘连，形成令人不悦的皱褶。

女性也可能在腹壁整形术后对阴阜区不满意，因为有时向上的牵拉过度，将阴阜、大阴唇、小阴唇甚至阴蒂上提，不仅导致局部外观不自然，也可能在穿着紧身裤或性交时出现不适。

对于这些患者常常提及的现象，在计划行阴阜上提术时务必谨记于心。

评估

务必理解患者对于其私密处觉得困扰的原因，因此首先需要倾听患者表述。

通常，如果患者对于阴阜不满意，她对于自己的大阴唇往往也不满意，因此务必仔细倾听，以制订最佳的治疗计划；许多情况下，术者需要对两个部位的问题进行处理：阴阜和大阴唇的组织过多或萎缩。

患者会告诉我什么？

脂肪过多

- "穿紧身裤使我不舒服，因为我的阴阜太明显了。"
- "穿泳衣让我尴尬，因为我感觉每个人都在盯着我突出的阴阜。"
- "这个问题限制了我的生活：我只能穿宽松的衣服，但我并不喜欢它们！"

皮肤松弛

- "我不喜欢站着的时候阴阜松垂的样子。"
- "我不喜欢'下面'的外观，看起来显老，我能让它看起来年轻点儿吗？"
- "我感觉大概是因为这么多年一直做蜜蜡脱毛，阴阜开始变得松垮了。"
- "我的体重明显下降后，阴阜就变得松弛空虚了。"
- "我不喜欢站着的时候自己的样子，我们可以做一些什么吗？"

外观怪异

- "我不喜欢这个剖宫产瘢痕，它把我的腹部轮廓破坏了。"
- "做完剖宫产后，我的肚子上就多了这一道难看的褶子。"
- "我也不知道怎么回事，但是腹壁整形之后我的私密处确实看起来有些滑稽。"
- "我觉得医师帮我做腹壁整形时牵拉得太多了，现在我的外阴也被牵拉上来，我不喜欢这样。"

感觉不适和／或疼痛

- "腹壁整形之后我的阴蒂太靠上了，有时不太舒服。"
- "性交的时候局部的压力很大，我甚至觉得耻骨疼痛，我都不能享受'亲密'了。"
- "'下面'瘪下去了，可以做些什么吗？"

检查患者时应关注什么？

首先需要明确困扰患者的是什么：皮肤过多，脂肪组织过多，外观怪异，还是脂肪组织不足？

根据你作为专家评估的发现以及患者的感觉和需求，治疗计划会有重要的区别。有些女性就是害怕治疗之后局部形成隆起的外观；有些女性可能在局部并没有多少过多组织时要求对局部"减容"；有些女性会要求做上提术，有些女性却害怕做这一手术。因此，处理阴阜时，制订治疗计划务必考虑到患者的好恶。

可将患者划分为 4 类，当然这些类别还可以组合存在：

- 皮肤松弛下垂者。
- 阴阜萎缩者。
- 阴阜过于隆起者。
- 因邻近部位既往手术继发不满意者。

阴阜部分切除 / 上提术的优势与不足

优势

- 局部皮肤多余和 / 或松弛时为理想术式。
- 对于既往曾行横向剖宫产的患者为理想术式，因为新的瘢痕和之前的剖宫产瘢痕类似。

不足

- 对于同时存在大阴唇松弛的大量减重患者，需仔细计划手术，以免过度牵拉导致外阴继发畸形。
- 将在阴阜和腹部交界处留下水平瘢痕。
- 如果切除皮肤过多，阴道可能有牵拉感。
- 如牵拉过度，患者穿着紧身衣物时可出现阴蒂过度刺激。

阴阜脂肪填充的优势与不足

优势

- 当局部轻中度松弛时是绝佳的选择，可避免留下手术瘢痕。
- 操作简单。为性交过程中局部疼痛提供了一个解决方案。

不足

- 术前需充分与患者沟通；最终她可以在没有手术瘢痕的情况下改善轻中度皮肤松弛，但阴阜可能稍显丰满。
- 可能形成脂肪囊肿，其在性交期间可能因摩擦导致疼痛。

阴阜吸脂的优势与不足

优势

- 操作简单；可解决阴阜突出的问题。

不足

- 务必树立正确的患者预期！有些患者因为耻骨突出或淋巴回流障碍，即使局部进行了吸脂也无法获得平坦的阴阜。
- 如果去除脂肪过多，可导致皮肤松弛和局部下垂。
- 吸脂术后，有些患者可能出现局部触痛。

术前检查

- 血液检验
  - 血常规。
  - PT 和 PTT。
  - 肌酐。
  - 其他血液检验，参考病历资料酌情选择。
- 尿液检验
- 阴道涂片

手术计划

麻醉

- 行上提术时作者偏好全麻。
- 如行吸脂或脂肪填充，则局部麻醉即可。

手术技术

麻醉

■注意事项

务必先画线再浸润麻醉。

- 局部麻醉或全身麻醉。

局部麻醉

如在局部麻醉下手术，在浸润麻醉前首先完成画线非常重要；一旦开始浸润注射，局部结构就会肿胀，导致解剖标志点难以辨识。

全麻

行阴阜上提术或部分切除术时作者偏好全麻。

阴阜部分切除 / 上提术

■注意事项

务必避免切除过多皮肤，因可牵拉阴道，甚至导致阴蒂过度刺激。

画线

- 先让患者取坐位，标记其下腹部皮肤自然折叠形成的皮褶下缘。
- 然后让患者取站立位，标记切除 / 固定的区域。

如存在脂肪过多，则开始吸脂；否则，开始切除，深度达浅筋膜深层。

切除之前标记的多余区域，注意保持切缘稍向外倾斜，这样有助于最终缝合时皮缘外翻。

如果切除区域术前较隆起，切除的范围可包括浅层及深层脂肪组织；但如局部组织萎缩，应保留深层脂肪组织以获得更佳的术后外观。

如果切除组织量较大，建议向上游离，以防止切口张力过大，瘢痕增宽或增生。

在筋膜层深面用 0 号薇乔线或不可吸收缝线做深筋膜层减张固定缝合。

然后进行不少于两层的皮下缝合。

视分离范围大小，可酌情放置引流管（图10.1）。

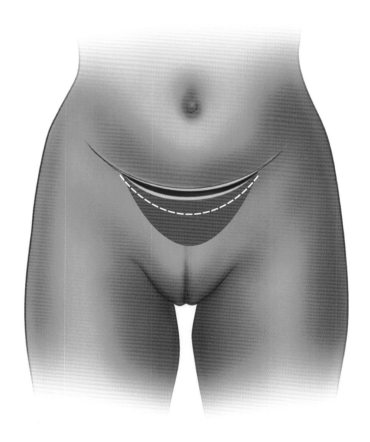

图 10.1 阴阜部分切除 / 上提术

阴阜脂肪填充

阴阜主要由脂肪组织构成，因此可通过去除或添加脂肪的手术调整局部的外形。

如吸脂量较大，可按常规先予生理盐水、利多卡因、肾上腺素肿胀（每 1000mL 生理盐水加入 1mg 肾上腺素）浸润。

阴阜吸脂术后务必安排数次（至少 8 次）淋巴引流按摩，因为术后局部可能明显肿胀、僵硬、疼痛。无须穿紧身衣。

如患者缺乏脂肪组织，则可行脂肪填充。通常使用 3.0mm 至 2.0mm 的吸脂针从脐周抽取脂肪。脂肪无须清洗、过滤或离心，只需静置分层后倾出油层及水层即可。用 1.8mm 一次性钝针行脂肪填充。考虑到脂肪吸收的预期，一般注射量可稍大于需要量。

术后处理

- 脂肪填充手术期间需予抗生素；其他手术中仅需预防性使用抗生素。
- 术后予口服镇痛药。
- 8 天内患者应着 100% 棉的内裤，并避免穿紧身裤或紧身服装。
- 建议吸脂后行淋巴引流按摩，以减轻水肿和疼痛。
- 如行皮肤切除，术后 4 周后可运动及同房；如仅行吸脂，则应于术后 2 周内避免同房及剧烈运动。

预防并发症

树立正确的患者预期

- 务必向患者解释术后会有可见的瘢痕。
- 阴阜上提术后由于切口张力，可出现瘢痕变宽及增生。这一张力可通过向上游离及做筋膜固定缝合减轻，此做法亦可抵消上提术后重力带来的下垂。
- 如松弛皮肤过多，建议保留部分而非完全切除，以免出现阴蒂显露或阴道牵拉感。
- 阴阜上提术的瘢痕可能内陷或形成褶皱。为了预防这一点，务必进行至少两层皮下缝合。

细致画线

- 先画线，再行局部浸润麻醉。
- 画线时必须先让患者取坐位标记切口，然后取站立位标记多余组织切除范围。
- 切忌过度切除。
- 通过掐捏确定上提术的切除量时，注意勿将阴道牵拉上移。

麻醉

- 画线之前勿注射麻醉。

仔细缝合

- 缝合时保持皮缘外翻，需有数层深部缝合，并通过筋膜层和皮下深层的固定缝线实现可靠上提固定。

并发症

切除过多

切勿标记过多的切除皮肤，因可导致阴道牵拉上移，甚至（更糟糕地）使阴蒂区域显露。

瘢痕明显

- 如未行深部固定悬吊或皮下缝合层次不足，瘢痕可能内陷或形成皱褶。
- 如缝合时切口仍存在较大张力，则最终可出现瘢痕增生。如存在张力，最佳的解决方法是向上游离。应避免向下游离，以防止牵拉上移阴道。
- 正确设计切口，于患者坐位时认真观察自然皮褶，并在站立位（不是坐位！）时反复确认切除的范围。
- 皮肤切口的愈合时间（切口瘢痕发红）可能长于一般切口，务必告知患者瘢痕明显（发红）的时间可能会超过 6 个月。

脂肪坏死

- 注射的脂肪越多，脂肪坏死的风险越高。通常患者能感觉到其存在，但外观并不明显。
- 如出现肿块，嘱患者积极按摩；肿块可能随时间推移逐渐缩小。
- 如形成疼痛或困扰的硬结，可以尝试在捏持住硬结的情况下以糖皮质激素（如倍他米松）浸润注射，这样硬结可以缩小；也可选择手术切除，但手术始终应作为最后的手段。

吸收 / 不对称

由于无法预测脂肪填充后有多少能够存活，每侧的注射量可以稍多一些，以抵消吸收的影响。但仍应警告患者注射的脂肪可能有超过 50% 会被吸收。

感染

感染可能为术后感染，也可能与脂肪坏死有关；后者发生于脂肪注射量过大，局部空间有限，循环血供无法完全滋养移植脂肪时。

第十一章 处女膜修复术

闭合入口不等于恢复童贞。

在许多文化中，处女膜及其完整性都有很重要的地位；它被视为是童贞和纯洁的标志。

虽然如今的社会更加开明，男女两性大部分时候都受到平等的对待，两性的角色区分在我们脑海中不如以前那样根深蒂固。

但当涉及性时，性别上的刻板印象就会浮出水面，而对女性而言，传统宣扬的理想情况就是保持童贞直到遇见"那个人"。这一观念通过宗教和家庭教育灌输给了许多女性——在她们还是女孩的时候，因此即使是今天，失贞仍然可能是"大事件"。在某些文化中，如果新娘不是处女，婚约就不再有效，从而使女方及其家人蒙羞。这也是如今我们执业时仍然时常会遇到要求做处女膜修复术的患者的原因。

虽然手术本身非常简单，我们还是应该帮助患者建立正确的理解，即处女膜修复术的作用是阻挡阴道的入口，而不是收紧阴道壁。如果真的希望恢复童贞，术者不应只行处女膜修复术；我们还应该进行阴道紧致治疗。

没有进行过任何性行为的女性，其阴道较紧致，但处女膜未必完整。

许多人认为每个女性在第一次性交时都会流血，但这并不是事实。医学上知道，有些处女膜弹性较好，在第一次被插入时不会破裂；而在其他一些女性中，处女膜可能因为运动、使用大号的阴道窥器（尤其在年轻女孩中）或其他损伤而破裂，甚至使用卫生棉条也可能导致处女膜破裂。在和患者就处女膜修复术沟通时务必将上述事实交代清楚。

解剖学

处女膜是女性生殖器的一部分，由阴道口的黏膜向阴道腔内延伸连接而成。处女膜位于并部分遮挡阴道口，其自身也持续产生黏液和分泌物，这些分泌物不能滞留在女性体内，否则会导致继发感染。

此外，从青春期开始，女性开始出现月经，子宫内膜的规律变化导致周期性的阴道出血。

偶可发生处女膜闭锁，这类患者的处女膜必须用手术切开，以避免阴道内经血等滞留导致病情加重。

处女膜因为自然原因（如性交、运动等）和／或手术破裂后，阴道口处会留下处女膜的残端（图11.1），提示之前曾存在完整的处女膜。这些残端也被称为处女膜肉阜。

处女膜肉阜非常敏感，术者应尽量减少对其行不必要的手术操作。

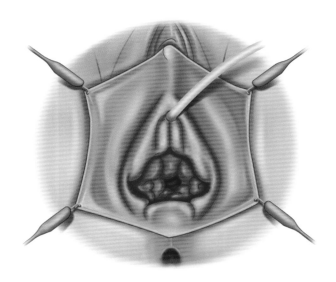

图 11.1　处女膜残端（肉阜）

评估

检查阴道口时，应能见到处女膜残端。这些残端为阴道口处的黏膜突起，其大小和形状因人而异。通常在年轻女性中容易找到；在绝经女性中，激素改变导致阴道黏膜的润滑减弱，这可能促使处女膜肉阜萎缩甚至消失。

对于肉阜清晰可见的患者，实施处女膜修复术相对较容易；而对于无法找到处女膜残端的患者，手术会更加有挑战性。当然，术者可以在阴道口做推进黏膜瓣模拟处女膜残端并进行处女膜修复术，但阴道口处任何的瘢痕组织都可能导致后期性交摩擦时疼痛；因此，应避免于此区域做过于复杂的黏膜瓣推进。

计划行处女膜修复术时，最明智的做法是首先倾听患者讲诉，理解她的诉求和有如此诉求的原因；接下来，检查处女膜肉阜；最后，向患者解释自己能够实现和无法实现的内容，并交代不同的手术选择的结果。

患者会告诉我什么？

- "我得重新成为处女，才能被接纳为一个好妻子。"
- "我需要做处女膜修复术，以免让家族蒙羞。"
- "我信仰的宗教规定我只有保持童贞才能缔结婚约。"
- "我都要崩溃了，我曾经以为他就是我的真命天子，我会和他共度余生，因此才把第一次给了他，但现在他却不想再和我在一起了，我该怎么办！？"
- "我感觉自己被利用了，他追求我只是为了性，我算是明白了。我得拿回我的童贞。"

- "我希望我的童贞没有丢失，能够保留给我的男友，我能实现这个梦吗？"
- "我和配偶在一起已经几年了，但是我想满足他 / 我们对于失贞之夜的幻想，给他一个惊喜。"
- "既然我要做阴道紧缩，何不做足全套，把处女膜修复也给做了？"

检查患者时应关注什么？

阴道口。

处女膜残端（肉阜）。

处女膜修复术的优势和不足

优势

- 可以实现在阴道口处部分遮挡阴道入口。
- 恢复处女样外观。
- 术后首次性交时可有出血。

不足

- 可能疼痛（肉阜非常敏感）。
- 患者希望外观和感觉上都恢复到处女状态，这无法单纯通过处女膜修复术实现，还需要行阴道紧致治疗。

术前检查

- 血液检验。
  - 血常规。
  - PT 和 PTT。
  - 肌酐。
  - 其他血液检验，参考病历资料酌情选择。
- 尿液检验。
- 阴道涂片。

手术计划

麻醉

- 局部麻醉和 / 或阴部神经阻滞。
  - 可使用阴部神经阻滞套装。
  - 如无阴部神经阻滞套装，可使用 Spinocath 导管以便穿刺注射。

- 也可予全麻。

切开装置

- 手术刀。
- 剪刀。
- 激光或射频设备。

如使用热传导切割装置，术中需确保助手持续冲洗术区以防止灼伤切缘。

缝线

作者使用的是在其国内有售的肠线，但任何快速吸收的缝线均是此手术的良好选择。

- 任何快吸收缝线。

手术技术

麻醉

■注意事项

做好手术计划前切勿浸润麻醉。

- 局部麻醉。
- 局部麻醉 + 阴部神经阻滞。
- 全麻。

可仅予局部麻醉，但阴部神经阻滞有助于术后镇痛；也可予全麻。

局部麻醉

如在局部麻醉下手术，在浸润麻醉前首先计划好肉阜如何复位缝合非常重要；一旦开始浸润注射，局部结构就会肿胀，导致解剖标志点难以辨识。

肉阜浸润麻醉时切勿注射过多，否则将难以对位缝合。

阴部神经阻滞

■注意事项

注意体形瘦 / 小的患者，于阴部神经处给予 5mL 布比卡因可导致其一过性下肢无力。

最好备有阴部神经阻滞套装；否则，也可用 Spinocath 导管行穿刺注射。

- 使用阴部神经阻滞套装中的穿刺针，在患者阴道内于后外侧壁可扪及坐骨棘处进针。

- 共使用 10mL 含肾上腺素的布比卡因原液,每侧注射 5mL。
- 给药前务必回抽,阴部动脉就在注射部位附近。

形成新鲜肉阜创缘

首先形成新鲜的肉阜创缘,即在肉阜裂隙边缘进行切开或切除,形成新鲜创缘。然后开始缝合。

对位缝合肉阜边缘

将新鲜的肉阜边缘对位缝合。缝合相邻的肉阜,最终形成网状的外观。肉阜连接没有特定的方式;唯一需要牢记的是缝合的目的为将肉阜向阴道口中央聚拢,最终形成膜状外观,并切记绝对不要完全阻塞阴道口;黏液、经血和其他分泌物需要经过处女膜孔从子宫和阴道排出到外界。缝合时使用快吸收缝线 (图11.2)。

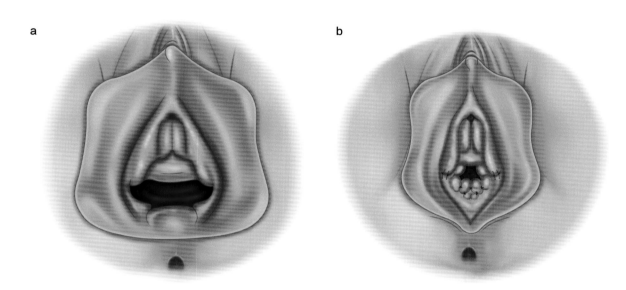

图 11.2 处女膜修复术。(a) 术前阴道口外观。(b) 处女膜修复术后,阴道口部分受阻

术后处理

- 抗生素仅需预防性应用。
- 术后予口服镇痛药。
- 嘱患者尽量保持术区干燥。局部吹风有助于减轻炎症。
- 8 天内患者应着 100% 棉的内裤,并避免穿紧身裤。
- 缝线会被吸收。无须拆线。
- 术后 4 周后可进行运动及同房。

预防并发症

■注意事项

切记，单纯行处女膜修复术可能不足以使患者恢复真正的初次性交般的"处女阴道感"。

树立正确的患者预期

- 处女膜修复术只能阻塞阴道口，不能紧致阴道。
- 不是所有的患者在术后第一次性交时都会出血，正如某些处女第一次性交时也不会出血。做好手术计划再浸润麻醉。

麻醉

- 注意体形瘦/小的患者，于阴部神经处给予 5mL 布比卡因可导致其一过性下肢无力。
- 肉阜浸润麻醉时切勿注射过多，否则将难以对位缝合。

切忌过度切除

只要形成新鲜创缘即可；保留的肉阜越多，将其缝合起来越容易。

仔细缝合

- 作者偏好能被快速吸收的可吸收缝线。
- 将切缘拉拢即可，使用的缝线越少越好；切记手术部位对疼痛非常敏感！

术后处理

- 术后保持局部干燥。
- 如出现切口裂开，待其二期愈合即可。

并发症

肉阜萎缩

- 切记：如术前就无法找到肉阜，应避免行处女膜修复术，以免阴道口进一步瘢痕形成导致疼痛。

对位缝合肉阜裂隙创缘

- 局部浸润麻醉前务必做好缝合计划。

- 形成新鲜创面即可，切勿切除过多肉阜组织；如果肉阜边缘切除过多，后期对位缝合将非常困难。
- 如确实无法对位缝合，可在阴道壁上设计推进黏膜瓣。

愈合及瘢痕问题

- 如出现切口裂开，待其二期愈合即可。
- 任何瘢痕都可能出现增生。虽然外阴部位少见，但如出现，按瘢痕增生常规处理，建议患者积极按摩瘢痕即可。
- 如果阴道口的瘢痕质硬、疼痛，可用血浆和 / 或激素（如倍他米松）浸润注射。

第三部分

女性会阴年轻化治疗——会阴及阴道美容手术技术

第十二章　　会阴成形术

收紧入口未必能增强性满足。

阴道分娩期间，许多女性会发生会阴区的裂伤，而其他女性可能为了避免裂伤而做会阴侧切。两种情况下，会阴区缝合的切口都可能出现裂开，遗留明显瘢痕和/或肌肉分离，这两者均可能影响其未来的性生活。

性交过程中，摩擦可以带来性满足，但这方面男性和女性有所区别；对于男性，阴道入口处紧致即可，而女性需要阴道前段（阴道前壁）摩擦才能获得满足。

切记，如果希望改善女性性满意度，单纯通过会阴成形术收紧阴道入口可能难以令人满意。对于阴道入口和阴道腔内均增宽的患者，单纯行会阴成形术只是有助于男方的性满足，女方获益不大。

■注意事项

收紧阴道入口（会阴成形术）并不一定能增加女性性满意度。

解剖学

狭义会阴为位于阴道口和肛门之间的区域。

广义会阴呈菱形，解剖上可以两侧坐骨结节连线为界将其分成前、后两个三角。前三角尖端指向耻骨，为尿生殖三角，尿道位于其内。阴道口位于前三角后部。后三角尖端指向尾骨，也称肛门三角，肛门开口于此三角内。

会阴区周围以骨盆为界。其肌肉成分呈菱形，位于盆底浅面。闭孔内肌和两侧肛提肌腱弓是盆底肌的一部分；在两者之间，有一纤维筋膜，也称会阴膜，是尿道和阴道开口所在。会阴膜的深面为逼尿肌和尿道阴道肌群。会阴膜的浅面为横行的球海绵体肌和坐骨海绵体肌，两者参与阴蒂的勃起（图12.1）。

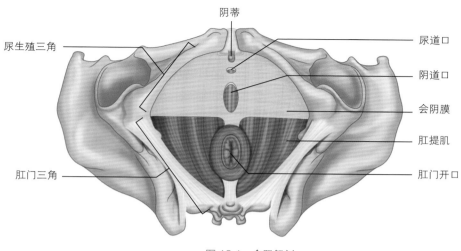

图 12.1　会阴解剖

评估

■注意事项

会阴成形术可作为小阴唇缩小整形术和 / 或阴道整形术的有益补充。

当患者来就诊时，需要解决的第一件事不是如何改善其阴道，使其变得紧致，而是明确患者寻求这些治疗的原因。如果在体格检查前没有明确她就诊的原因，体格检查时医师将会迷失在众多的查体所见中，最终提出的治疗方案可能并不能解决患者最初来到诊室想要咨询的问题。

患者会告诉我什么?

她的所见

- "我可以轻易地看到自己阴道里面，我不喜欢这样。"
- "阴唇缩小术时我的阴唇被修剪得太多了，现在我都能看到阴道里面了。"
- "好多年前我做阴唇缩小术时切多了，现在我总是觉得阴道干涩。"
- "阴道分娩时我的'下面'裂伤了，我担心当时可能没有缝好。"
- "我的'下面'有个难看的瘢痕。"
- "我那儿有好多堆积的多余组织。"
- "您能去掉我会阴到肛门之间的这些'皮褶'吗?"

她的所感

- "每次'插入'时那里都像撕裂一样。"
- "我都不想再同房了，真的每次都疼。"

- "我爱我的孩子们……但是把他们生下来的过程真的毁了我的性生活！"
- "性交期间我的瘢痕一绷紧就疼。"
- "如果我不再觉得享受了，性生活有什么意义呢？"
- "您能帮我检查一下，看看我是否适合做会阴成形术吗？"
- "我就是想改善一下'下面'的情况。"

与她的伴侣有关的性方面的顾虑

- "我就要编不出理由了，我就是不想再和我老公同房！"
- "真的非常尴尬！有时候，同房的时候，我的阴道就好像有空气进出一样会发出声音。"
- "我担心我老公会离我而去再找别的女人，我不想和他同房，因为我们俩都不像以前那样享受这件事了！"
- "我知道我不像以前那么让他舒服了，但他没好意思和我说，我想给他一个惊喜！"
- "我们的婚姻不太顺利，也许性方面能更好一些，我们还可以有个机会！"
- "孩子出生之后我们的感觉就变了。性生活曾经对我们非常重要，但现在我们没有那么感兴趣了！"
- "我们讨论了现状，愿意试着找回之前性生活的感觉，方式是尝试一些阴道紧致的治疗！"

与她的伴侣有关的所述

- "酣战正欢的时候他对我说，'收紧一下阴道'，这种感觉太糟糕了，生孩子之前从来没有这样过！"
- "我老公说生完孩子之后感觉再也不一样了。我想解决一下！"
- "手术是我丈夫建议做的，他帮我预约的门诊。"
- 丈夫说："您能帮我妻子调整一下吗？"

检查患者时应关注什么？

■注意事项

单行会阴成形术仅适合极少数患者。如果目标是增进男女双方的性满足，单纯行会阴成形术只能满足男方，女方则不然。

在倾听患者的讲述后，对于患者就诊的原因应该有更清晰的认识。如果她自己的性满意度尚可，主要的考虑是伴侣的性满足，则为单纯会阴成形术的良好适应证。

一

再次询问其觉得困扰的地方，如果可能，让患者自己指出，并查看确认。

二

检查，观察有无

- 会阴区
  - 多余黏膜，黏膜 / 皮肤皱襞。
  - 肉眼可见的瘢痕：触诊；确定有无触痛。

　　　○ 会阴小裂伤。

　　　○ 阴道口处小裂伤。

　　　○ 阴道内黏膜显露。

● 阴道内

　　　○ 组织质硬、缺乏弹性的瘢痕区域。

　　　○ 阴道入口肌肉松弛——会阴成形术的适应证。

　　　○ 肌肉松弛不局限于入口处——除了会阴成形术还需要其他治疗。

会阴成形术的优势与不足

■注意事项

切勿矫正过度；如术后阴道舟状窝部（处女膜缘以外、会阴皮肤以内的黏膜部分）窄于阴道口，患者在性交时将感觉疼痛，因其易发生裂伤。

优势

● 当存在会阴肌肉分离时为理想术式。

● 如阴道检查发现阴道口处松弛，此为理想术式。

● 易于掌握。

● 严重并发症（如阴道瘘）风险较低。

● 可方便地与小阴唇缩小整形术和 / 或阴道整形术联合进行。

● 有助于缩小阴道口。

● 可将小阴唇向中线聚拢。

● 减少阴道内黏膜显露。

● 改善男方的性满意度。

不足

● 如主要考虑为改善女方的性满意度，单纯行会阴成形术不足以实现目标。

● 术后可能出现阴道口过紧，女方性交时感觉疼痛。

● 瘢痕处可能疼痛。

● 在部分患者中可导致疼痛加重，因瘢痕组织在性交时受压。

● 切口裂开并不少见。

● 如发生切口裂开，愈合后瘢痕疼痛的风险高。

● 如矫正过度，性交期间会阴可能裂伤。

术前检查

● 血液检验。

　　○ 血常规。

　　○ PT 和 PTT。

　　○ 肌酐。

　　○ 其他血液检验，参考病历资料酌情选择。

● 尿液检验。

● 尿培养。

● 阴道涂片。

● 细胞学（宫颈）。

手术计划

麻醉

● 阴部神经阻滞（为了术后镇痛）。

　　○ 可使用阴部神经阻滞套装。

　　○ 如无阴部神经阻滞套装，可使用 Spinocath 导管以便穿刺注射。

● 全麻。

切开装置

■注意事项

作者偏好使用激光，其切割较为容易；激光切割时可使用剪刀作为辅助，也不会传导热量；此外，激光切割出血也较少。

● 手术刀。

● 剪刀。

● 电刀。

● 射频。

● 激光。

电刀或射频使用稍为不便，因其与金属器械接触时器械可导热。务必小心避免灼伤深层组织。

手术刀或剪刀看似使用方便，但出血较其他器械多。

缝线

作者最初使用 0 号薇乔线缝合阴道壁深层、2-0 薇乔线缝合阴道黏膜层。现在会阴成形术中的内缝合和外缝合均使用 2-0 薇乔线。

● 可吸收缝线。

手术技术

麻醉

■注意事项

由于存在液压分离效应，会阴部浸润麻醉可加重术后疼痛。

● 全麻。
● 全麻 + 阴部神经阻滞。
会阴成形术时不建议采用单纯局部麻醉。
单纯全麻下即可完成手术，但阴部神经阻滞有助于术后镇痛。

局部麻醉

如采用单纯局部麻醉，需要比较大量的浸润注射，其液压分离效应将加重术后疼痛。

如在术中加用局部麻醉，务必先画线后再行浸润注射；因为一旦开始注射，局部组织结构就会肿胀，导致解剖标志点难以辨识。

阴部神经阻滞

■注意事项

注意体形瘦 / 小的患者，于阴部神经处给予 5mL 布比卡因可导致其一过性下肢无力。

最好备有阴部神经阻滞套装；否则，也可用 Spinocath 导管行穿刺注射。
● 使用阴部神经阻滞套装中的穿刺针，在患者阴道内于后外侧壁可扪及坐骨棘处进针。
● 共使用 10mL 含肾上腺素的布比卡因原液，每侧注射 5mL。
● 给药前务必回抽，阴部动脉就在注射部位附近。

画线

一

辨认舟状窝外缘，即之前章节中描述的小阴唇下端汇合形成后联合处的阴道前庭外缘。可通过阴道黏膜与会阴皮肤外观差异确定其位置（图12.2）。

二

辨认阴道口，即阴道前庭后方黏膜区内，处女膜残端（肉阜）所在位置。

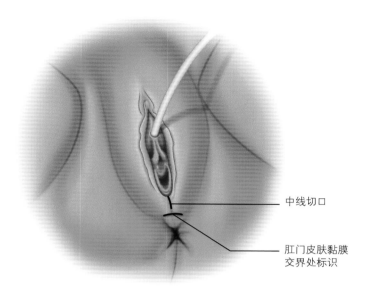

中线切口

肛门皮肤黏膜
交界处标识

图 12.2 会阴成形术画线

三

■注意事项

如中线画线过长，沿其切开时可能会伤及肛门括约肌。

从舟状窝外缘向后方肛门方向画中线切口，注意切口距肛门皮肤 – 黏膜交界处不应少于 4mm。

四

■注意事项

切勿使术后阴道舟状窝部比阴道口窄，否则每次性交时都可导致撕裂。

用两把蚊式钳夹持中线两侧的舟状窝外缘黏膜，并将其于中线靠拢，收紧舟状窝处阴道口径，但勿使此处窄于阴道口。

五

查看两侧蚊式钳的标记，确认舟状窝处不窄于阴道口；使两侧标记会合在中线需要切除的会阴多余皮肤处（图12.3）。

切除

首先切除皮肤。
然后于中线解剖肌肉。此时可评估肌肉分离的严重程度。
如中线有较多质硬的瘢痕组织，可予以切除（图12.4）。

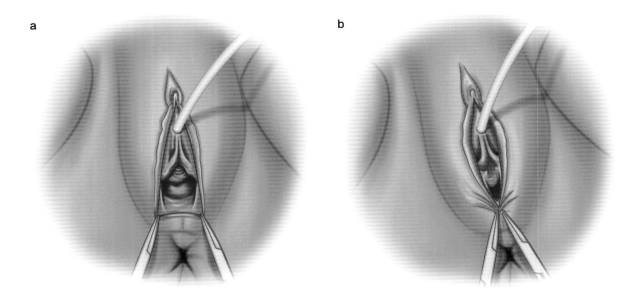

图 12.3　会阴成形术最终画线。(a) 于舟状窝外缘使用蚊式钳将两侧黏膜拉拢至中线，协助评估需切除的皮肤量。(b) 保持蚊式钳在中线上，于切开前再次确认阴道舟状窝部不窄于阴道口

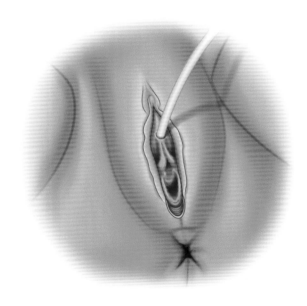

图 12.4　确认切除量

缝合

使用可吸收缝线缝合。作者偏好 2-0 薇乔线。

使用 "8" 字缝合。

首先于肌束中部将耻骨尾骨肌向中线拉拢，然后在肌束前缘及后缘各缝合 1 ~ 3 针。

缝合时务必使每一针都挂住较多的肌纤维，以保证缝合牢靠；切记，耻骨尾骨肌非常发达；缝线需要保证不管患者如何收缩肌肉，都能维持住其在中线上的连接。

之后可以继续于会阴部稍浅层行一层内缝合。

接下来，以单纯间断缝合或 "8" 字缝合关闭会阴皮肤黏膜。首先定位阴道口；然后找到两侧处女膜肉阜所在位置，将其解剖对位缝合。

之后，找到舟状窝外缘，予解剖对位缝合，即在小阴唇汇合形成后联合处确保黏膜—黏膜、皮肤—皮肤准确对合。

最后，完成黏膜及会阴皮肤的缝合（图12.5）。

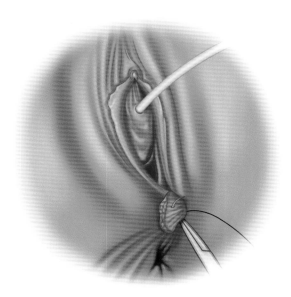

图 12.5　完成黏膜及会阴皮肤的缝合

术后处理

- 抗生素仅需预防性应用。
- 术后予口服镇痛药。
- 嘱患者尽量保持术区干燥。局部吹风有助于减轻炎症。
- 8 天内患者应着 100% 棉的内裤，并避免穿紧身裤。
- 尽早拆线，一般在术后 10 ~ 15 天。尽早拆线有助于减轻患者不适。
- 术后 4 周后可进行运动及同房。

预防并发症

树立正确的患者预期

- 切勿切除会阴邻近肛门括约肌处或肛门括约肌浅面的多余皮肤。会阴成形术中触及肛门括约肌是不明智的。
- 单纯行会阴成形术无法保证患者的性满足能得到改善。

细致画线

- 切开前务必辨认确认阴道口及舟状窝外缘。

- 如术后舟状窝部窄于阴道口，性交时可能导致会阴裂伤。

麻醉

- 会阴部浸润注射导致的液压分离效应会加重术后疼痛。
- 注意体形瘦 / 小的患者，于阴部神经处给予 5mL 布比卡因可导致其一过性下肢无力。

切忌过度切除

如于会阴处过度切除，将导致术后阴道舟状窝部窄于阴道口，手术将不是改善而是毁掉患者的性生活，因为"插入"时将带来疼痛、导致裂伤。

仔细缝合

- 缝合后，此处将迅速愈合，但如发生二期愈合，可能导致切口分离，遗留质硬、疼痛的瘢痕，因此务必仔细缝合。
- 对合会阴部肌肉时，可采取类似腭裂修复的思路：如果肌肉未正确对合，手术不可能取得良好效果。
- 会阴成形术时，于中线对合的是发达的耻骨尾骨肌（图12.6）；如缝合不牢靠，将增加切口裂开的风险。

术后处理

- 术后保持局部干燥。
- 虽然缝线可吸收，仍建议尽早拆线，此处的缝线将使患者非常不适。
- 患者务必遵从医嘱，恢复期避免运动；会阴肌肉收缩时将促使切口裂开。

并发症

血肿

- 术中应积极止血，但切记，于此区域过度使用电凝将加重炎症及患者疼痛。

切除过多

- 切勿使阴道舟状窝部窄于阴道口。
- 如确实于会阴部切除过多，可在缝合时行 Z 成形术。Z 成形术也可用于患者在会阴成形术后出现性交时会阴裂伤而就诊的情况。

愈合问题

- 瘢痕质硬、疼痛。
  - 任何瘢痕都可能出现增生。虽然外阴部位少见，但如出现，按瘢痕增生常规处理，建议患者积极按摩瘢痕即可。
- 切口裂开所致二期愈合。

○ 如出现切口裂开，二期愈合将遗留疼痛瘢痕。应积极处理，尽快重新缝合裂开的切口（图12.7）。

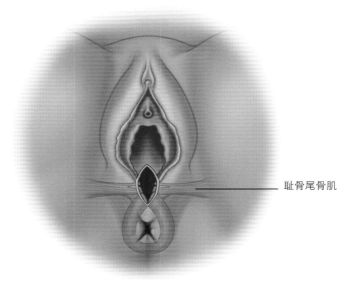

耻骨尾骨肌

图 12.6　于中线对合耻骨尾骨肌

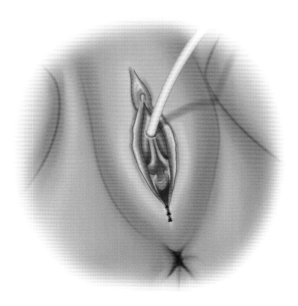

图 12.7　会阴成形术后即刻外观

第十三章   阴道前壁成形术

阴道更紧，漏尿更少。

许多女性都想获得性满意度的改善；她们感觉阴道比之前松弛了，也无法像之前一样收紧阴道，但往往她们还有压力性尿失禁的主诉。对这类患者来说，阴道前壁成形术是一个良好的选择。

有时患者对于压力性尿失禁方面的询问回答是否定的，但体格检查时可发现阴道前壁松弛。这类患者也适合通过阴道前壁成形术来实现会阴年轻化。

解剖学

阴道为一筒状或管状结构，连通子宫颈与外界。阴道长 6~12cm，但前壁比侧壁及后壁短，长 6~9cm。

阴道壁厚 2~4mm；虽然非常薄，阴道壁也有明确的组织层次：黏膜层、固有层（结缔组织）、阴道肌层（平滑肌）、外膜层（肌层以外，与盆腔内筋膜相延续）。阴道的筋膜在阴道前方与耻骨宫颈筋膜相延续，在阴道后方与直肠阴道筋膜相延续。

膀胱位于阴道前壁前上方。阴道参与支持膀胱，避免其发生脱垂。阴道与膀胱之间有盆腔内筋膜分隔。尿道连接膀胱与外界，其与阴道前壁间无筋膜分隔，解剖关系密切（图13.1）。

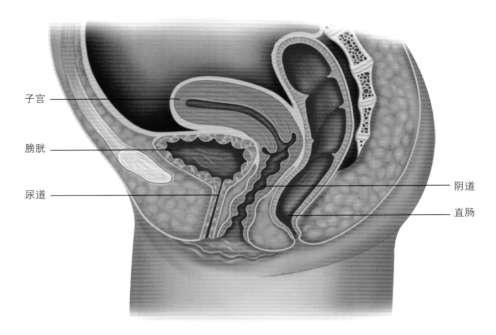

图 13.1 阴道与周围结构的关系

子宫
膀胱
尿道
阴道
直肠

评估

■注意事项

如尿失禁是患者的主要关注点，应将其转诊至相应的专科医师处。

和患者交谈并询问关于压力性尿失禁的问题，如果其主诉不只是腹压升高时有尿液滴出，并且体格检查发现有明确的脱垂，则患者不适合单纯行会阴年轻化手术，应将其转诊至相应的专科医师处。

如患者只是有压力性尿失禁，则可告知她本手术的目的不是治疗压力性尿失禁，但术后尿失禁的症状可能有改善。

患者会告诉我什么？

她的所见

● "我不喜欢我的阴道，它看着就像张着大口一样！"
● "我阴道的黏膜好像越来越薄了。"
● "我的阴道越来越干。"
● "自己检查'下面'的时候，我可以看到一些粉色的组织露出来，我不喜欢这样！"
● "我不喜欢能直接看到阴道里面。"
● "阴唇缩小术时我的阴唇被修剪得太多了，现在我都能看到阴道里面了。"
● "好多年前我做阴唇缩小术时阴唇切多了，现在我总是觉得阴道干涩。"

她的所感

- "跳或者咳嗽的时候会有尿滴出来,我讨厌这样!"
- "生完小孩后,我俩'亲密'的时候感觉和之前不一样了。"
- "有时我会不自主地漏尿,好像越来越频繁了。"
- "我喜欢去健身房,但举重的时候我的'下面'会弄湿裤子,我讨厌这样!"
- "我喜欢健身房,但跳尊巴/做有氧操时我的'下面'会弄湿裤子,太讨厌了,您能帮我弄好吗?"
- "我只是想要找回以前那种感觉。"
- "性生活变得索然无味了。"
- "我不知道我出了什么问题……我性冷淡了!"
- "我的阴道曾经很紧实,但现在好像完全麻木了,我感觉不到任何东西!"
- "如果我什么都感觉不到,性生活还有什么意义!?"
- "最近想要达到高潮变得困难了,我不得不找一些其他的方式辅助,用其他类型的刺激才能实现。"
- "您能检查看看我是否适合做阴道紧缩吗?"
- "我就是想改善一下'下面'!"

与她的伴侣有关的性方面的顾虑

- "我就要编不出理由了,我就是不想再和我老公同房!"
- "真的非常尴尬!有时候,同房的时候,我的阴道就好像有空气进出一样会发出声音。"
- "我担心我老公会离我而去再找别的女人,我不想和他同房,因为我们俩都不像以前那样享受这件事了!"
- "我知道我不像以前那么让他舒服了,但他没好意思和我说,我想给他一个惊喜!"
- "我感觉我的丈夫对我不再那么感兴趣了。"
- "我们的婚姻不太顺利,也许性方面能更好一些,我们还可以有个机会!"
- "孩子出生之后我们的感觉就变了。性生活曾经对我们非常重要,但现在我们没有那么感兴趣了!"
- "我们讨论了现状,愿意试着找回之前性生活的感觉,方式是尝试一些阴道紧致的治疗!"

与她的伴侣有关的所述

- "我老公说生完孩子之后感觉再也不一样了。我想解决一下!"
- "我知道我的阴道没有之前紧了,他在同房的时候让我再收紧一些,我才确认的。"
- "手术是我丈夫建议做的,他帮我预约的门诊。"
- 丈夫说:"您能帮我妻子调整一下吗?"

检查患者时应关注什么?

■注意事项

如患者的主要问题是自己在同房时"没有感觉",同时伴有压力性尿失禁,她很可能适合行阴道前壁成形术。

在倾听患者的叙述后,术者对于其就诊的原因将有更清晰的理解。如问诊提示她希望增进或改善自己的性满足，并且有压力性尿失禁的病史，则她是阴道前壁成形术的良好对象。

询问其是否患有压力性尿失禁，如回答为"是"，体格检查时应注意相关体征，可在患者截石位时嘱其做用力排便动作并观察。

如何询问有无压力性尿失禁

"咳嗽或打喷嚏时，你是否会弄湿内裤，即使只是一点点？是偶尔、经常还是总是这样？"

一

再次询问其觉得困扰的地方，如果可能，让患者自己指出，并查看确认。

二

嘱患者做用力排便动作，并观察其阴道口；如果存在压力性尿失禁，此时可见前壁轻微的下垂。如果阴道前壁脱垂严重，或患者有症状性的尿失禁，则已超出了整形美容外科的执业范围！必须将其转诊到相应的专科医师处，如泌尿外科或妇科，接受正确的治疗。

■注意事项

如患者有症状性尿失禁，必须将其转诊至相应专科医师处接受治疗。

三

阴道内检查，注意观察有无：
- 阴道前壁肌张力下降。
- 阴道前壁成形术的良好适应证。

阴道前壁成形术的优势与不足

优势

- 如阴道内检查发现阴道前壁松弛，则其为理想术式。
- 可与小阴唇缩小整形术联合进行，为会阴处带来整体性改善。
- 有助于减轻压力性尿失禁症状。
- 可将小阴唇向中线拉拢。
- 减少阴道内黏膜的显露。
- 改善女性性满意度。

不足

- 如患者主要诉求是增进男方的性满足，则单纯行此术式不足以实现。
- 手术难度大，学习曲线长。
- 并发症风险较高。
- 存在尿道损伤风险。
- 如矫正过度，可能导致排尿异常。

术前检查

- 血液检验。
  - 血常规。
  - PT 和 PTT。
  - 肌酐。
  - 其他血液检验，参考病历资料酌情选择。
- 尿液检验。
- 尿培养。
- 阴道涂片。
- 细胞学（宫颈）。

手术计划

术中患者体位

患者应取截石位，以便术者操作。

麻醉

■注意事项

可仅予全麻，但阴部神经阻滞有助于术后镇痛。

- 阴部神经阻滞（为术后镇痛）。
  - 使用阴部神经阻滞套装。
  - 如无阴部神经阻滞套装，可使用 Spinocath 导管以便穿刺注射。
- 全麻。

术中留置尿管

术后仍可留置尿管 3 天，以预防术后并发症，如局部炎症或过度矫正的尿道膀胱角导致的膀胱排空不全。

作者目前的做法是术中留置尿管，术后排尿完全恢复正常后方允其离院。术后数日内仍需询问并确认患者排尿情况。

如患者术后无法自主排尿，则允其带尿管离院，并保留 3~8 天。同时需停用阿片类药物，一般可恢复正常。也可将患者转诊至其他专科医师处咨询。

辅助手术器械

虽然并非必需，但如有小阴唇牵开器（见第十五章图 15.2），将为手术带来方便。

切开装置

■注意事项

作者偏好使用激光，其切割较为容易；激光切割时可使用剪刀作为辅助，也不会传导热量；此外，激光切割出血也较少。

- 手术刀。
- 剪刀。
- 电刀。
- 射频。
- 激光。

电刀或射频使用稍为不便，因其与金属器械接触时器械可导热。务必小心避免灼伤深层组织。

手术刀或剪刀看似使用方便，但出血较其他器械多。

缝线

作者最初使用 0 号薇乔线缝合阴道壁深层、2-0 薇乔线缝合阴道黏膜层。现在阴道整形术中的内缝合和外缝合均使用 2-0 薇乔线。

- 可吸收缝线。

手术技术

阴道前壁折叠计划

明确患者是否需要行阴道前壁成形术。

前壁折叠的范围取决于阴道内检查时确定的阴道壁松弛的范围。

如患者有压力性尿失禁症状，折叠应稍靠前、靠上。

麻醉

■注意事项

行阴道整形术时，不建议单纯使用局部麻醉；建议使用全麻。

- 全麻。

● 全麻 + 阴部神经阻滞。

不建议于单纯局部麻醉下手术。

可仅予全麻，但阴部神经阻滞有助于术后镇痛。

阴部神经阻滞

■注意事项

注意体形瘦 / 小的患者，于阴部神经处给予 5mL 布比卡因可导致其一过性下肢无力。

最好备有阴部神经阻滞套装；否则，也可用 Spinocath 导管行穿刺注射。

● 使用阴部神经阻滞套装中的穿刺针，在患者阴道内于后外侧壁可扪及坐骨棘处进针。

● 共使用 10mL 含肾上腺素的布比卡因原液，每侧注射 5mL。

● 给药前务必回抽，阴部动脉就在注射部位附近。

肿胀麻醉

于 500mL 生理盐水中添加 1mg 肾上腺素配成肿胀液。

夹持宫颈并下拉。

使用 10mL 注射器，于阴道前壁浅层浸润注射；切记：阴道壁仅数毫米厚，而尿道位于阴道前壁前方中线上。

浸润注射量因人而异，目标是使黏膜颜色由红转白。

浸润注射既是为了止血，也是为了实现液压分离。

分离阴道黏膜

首先于宫颈上方阴道前壁上做一小横切口（图13.2）。

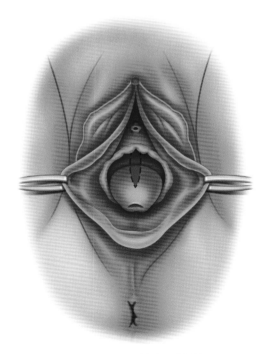

图 13.2　阴道前壁黏膜切除

125

用 Allis 钳（组织钳）夹持切口两侧并向下牵拉。

另用一把组织钳夹持切口上方（远离宫颈一侧）阴道壁并向上牵拉，使局部呈帐篷样牵开（图13.3）。

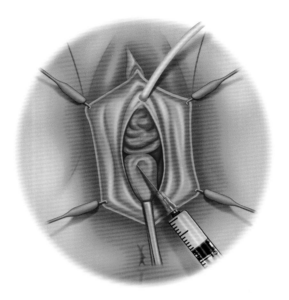

图 13.3　下拉子宫以更好显露阴道前壁

将 Metzenbaum 长剪伸入切口内，将黏膜与阴道壁深层分离。分离应在浸润注射充分液压分离后进行，此时不要剪断阴道黏膜组织，仅做分离即可。黏膜分离后，将其于中线上垂直剪开。

如使用激光于中线处切开黏膜，可将剪刀留在黏膜下方以隔开阴道壁深层，并为激光切割头提供引导和支撑。

如使用电刀切开黏膜，可在黏膜下打开剪刀，以隔开深层组织。切开完成后，退出剪刀。

在两侧新形成的黏膜切缘上各夹持一把组织钳，之前的两把组织钳亦保留；向下牵拉两侧的组织钳。

将中线上的组织钳上移，夹持阴道壁后继续上拉，使局部呈帐篷样牵开。

再次将 Metzenbaum 长剪伸入切口内，将黏膜与阴道壁深层分离。记住：分离应在浸润注射充分液压分离后进行，此时不要剪断阴道黏膜组织，钝性分离即可。

分离完成后，使用惯用的切割器械（剪刀、电刀、激光等）于中线垂直切开已分离的黏膜。

重复之前的步骤，在两侧新形成的黏膜切缘上各夹持一把组织钳，之前的组织钳亦保留。

将中线上的组织钳上移，夹持阴道壁，牵拉组织钳使局部呈帐篷样牵开。

再次将 Metzenbaum 长剪伸入切口内，将黏膜与阴道壁深层分离。记住：分离应在浸润注射充分液压分离后进行，此时不要剪断阴道黏膜组织，钝性分离即可。

分离完成后，使用惯用的切割器械（剪刀、电刀、激光等）于中线垂直切开已分离的黏膜（图13.4）。

在阴道前壁重复上述步骤，直到完成拟折叠范围内的黏膜解剖。当黏膜外观改变（由平坦变得皱褶、粗糙）时应停止分离。

如患者有压力性尿失禁症状，分离应达尿道膀胱颈。可通过向外牵拉尿管的同时于阴道前壁触摸确定其位置，该处的阴道黏膜皱褶而粗糙。

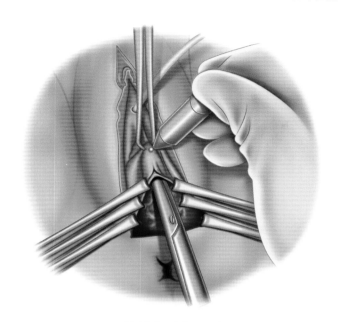

图 13.4　分离阴道壁

侧方分离

以之前形成的阴道黏膜纵切缘为起点，向两侧钝性分离（图13.5）。

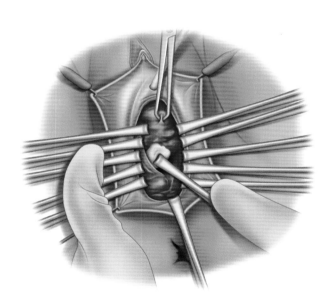

图 13.5　侧方分离阴道壁

分离时可使用食指、纱布，或用组织钳夹持折叠的纱布块操作。

钝性分离期间，可通过反向牵拉之前夹持在黏膜缘上的组织钳提供张力。这一张力有助于术者进行钝性分离。

何时应停止阴道壁侧方分离？

开始侧方分离后，会发现阴道壁中线处的深层组织松弛。侧方分离应超过这一松弛区的边界，该边界可通过肉眼观察到或感觉到。

术区止血。

折叠

向下牵拉宫颈。从内向外用 2-0 薇乔线连续锁边缝合进行折叠，类似于腹壁整形术中拉拢腹直肌的方法。

记住：尿道就在中线上，距离缝合处仅数毫米，因此务必于两侧进出针，避开中线区域。

完成第一层折叠后，用 2-0 薇乔线间断单纯缝合或"8"字缝合，完成第二层折叠。

如患者有压力性尿失禁症状，可在尿道膀胱颈及上方额外行 1~3 针间断单纯缝合。如于此处折叠过多，将导致尿液难以通过，造成患者排尿困难。

切除

切除折叠区域两侧的多余黏膜。

缝合

阴道黏膜予单纯连续缝合或连续锁边缝合。

术后处理

- 抗生素仅需预防性应用。
- 术后予口服镇痛药。
- 嘱患者尽量保持术区干燥。局部吹风有助于减轻炎症。
- 8 天内患者应着 100% 棉的内裤，并避免穿紧身裤。
- 尽早拆线，一般在术后 10~15 天。
- 尽早拆线有助于减轻患者不适。
- 术后 4 周后可进行运动及同房。

预防并发症

术后保留尿管 3 天

- 虽然患者可能感觉不适，但这是阴道紧缩术后最安全的做法。
- 作者目前在术后不留置尿管。在手术室或患者全麻后留置尿管，在其苏醒前取出尿管，但必须在患者正常排尿后才允其离院。确认患者回家后能够正常排尿非常重要。

树立正确的患者预期

- 切勿向患者承诺阴道整形术可以解决压力性尿失禁的问题。

麻醉

注意体形瘦 / 小的患者，于阴部神经处给予 5mL 布比卡因可导致其一过性下肢无力。

切勿矫正过度

如于上部折叠过多，可导致尿道膀胱颈矫正过度，术后患者将出现排尿困难；行阴道前壁成形术时务必牢记这一点。

术后处理

- 术后保持局部干燥。
- 向患者解释术后阴道可有分泌物排出；如无提前告知，大部分患者会认为分泌物意味着发生了感染。
- 告知患者阴道内的缝线不需要拆线。
- 虽然缝线可被吸收，但大部分情况下需要超过 1 个月才能被完全吸收。告知患者当其恢复性生活时，阴道内可能仍有一些缝线。

并发症

血肿

- 应仔细止血以预防血肿。
- 止血时切记阴道壁仅有数毫米厚。

阴道瘘

- 存在发生的可能，可尝试用黏膜瓣修复。
- 缝合时务必确保缝线没有穿出阴道进入尿道。

尿道损伤

- 可发生于前壁折叠时。为预防其发生，折叠时应在两侧进出针，避开中线区域。

愈合问题

- 切口二期愈合。
  - 如出现较小的切口裂开，可让其二期愈合。

第十四章 阴道后壁成形术

紧致阴道，简单易行。

通常认为寻求阴道紧致治疗的女性都是有生育史的，但这并非事实。记住：阴道有弹性，使用得越多，阴道壁越松。因此可以见到一些女性，甚至是相当年轻的女性，因为感觉阴道松弛来诊，希望能改善性满意度。

对于这类女性，阴道后壁成形术是良好的选择；当然，前提是经过完善的阴道检查已经确认其阴道适合进行收紧。作者曾接诊过仅仅因为觉得"时尚"就来要求做手术的年轻患者，但检查后发现阴道紧致度良好，因此作者未向这些患者推荐任何手术治疗。

解剖学

阴道为一筒状结构，连通子宫颈与外界。阴道长 6 ~ 12cm，后壁较长，为 8 ~ 12cm。阴道后上部称为后穹隆，其深部为道格拉斯窝（直肠子宫陷凹）；性交时阴茎即位于后穹隆处。

阴道后壁位于直肠壁前方。阴道壁与直肠壁间有一层天然的组织间隔，称为直肠阴道隔。

评估

■注意事项

如患者无压力性尿失禁并要求行阴道紧缩，则其适合行阴道后壁成形术。

接诊寻求阴道紧缩的患者时，务必询问其是否患有压力性尿失禁。如回答为"否定"，并且体格检查时发现松弛主要位于阴道后壁，那么她可能仅行阴道后壁成形术即可。

患者会告诉我什么？

她的所见

- "我不喜欢我的阴道，它看着就像张着大口一样！"
- "我注意到阴道黏膜好像越来越薄了。"
- "我注意到阴道越来越干。"
- "自己检查'下面'的时候，我可以看到一些粉色的组织露出阴道口，我不喜欢这样！"
- "我不喜欢能直接看到阴道里面！"
- "阴唇缩小术时我的阴唇被修剪得太多了，现在我都能看到阴道里面了。"
- "好多年前我做阴唇缩小术时阴唇切多了，现在我总是觉得阴道干涩。"

她的所感

- "生完孩子之后，同房好像不是以前的感觉了。"
- "我只是想要找回以前那种感觉。"
- "性生活变得索然无味了。"
- "我不知道我出了什么问题……我性冷淡了！"
- "我的阴道曾经很紧实，但现在好像完全麻木了，我感觉不到任何东西！"
- "如果我什么都感觉不到，性生活有什么意义？"
- "最近想要达到高潮变得困难了，我不得不找一些其他的方式辅助，用其他类型的刺激才能实现。"
- "您能检查看看我是否适合做阴道紧缩吗？"
- "我就是想改善一下'下面'！"

与她的伴侣有关的性方面的顾虑

- "我就要编不出理由了，我就是不想再和我老公同房！"
- "真的非常尴尬！有时候，同房的时候，我的阴道就好像有空气进出一样会发出声音。"
- "我担心我老公会离我而去再找别的女人，我不想和他同房，因为我们俩都不像以前那样享受这件事了！"
- "我知道我不像以前那么让他舒服了，但他没好意思和我说，我想给他一个惊喜！"
- "我感觉我的丈夫对我不再那么感兴趣了。"
- "我们的婚姻不太顺利，也许性方面能更好一些，我们还可以有个机会！"
- "孩子出生之后我们的感觉就变了。性生活曾经对我们非常重要，但现在我们没有那么感兴趣了！"
- "我们讨论了现状，愿意试着找回之前性生活的感觉，方式是尝试一些阴道紧致的治疗！"

与她的伴侣有关的所述

- "我老公说生完孩子之后感觉再也不一样了。我想解决一下！"
- "我知道我的阴道没有之前紧了，他在同房的时候让我再收紧一些，我才确认的。"
- "手术是我丈夫建议做的，他帮我预约的门诊。"

- 丈夫说："您能帮我妻子调整一下吗？"

检查患者时应关注什么？

■注意事项

如患者的主要诉求是女方的性满足，则她适合行单纯阴道后壁成形术。

在倾听患者的叙述后，术者对于其就诊的原因将有更清晰的理解。如问诊提示她希望增进或改善自己的性满意度，并且无压力性尿失禁的病史，则她是阴道后壁成形术的良好对象。

一

再次询问其觉得困扰的地方，如果可能，让患者自己指出，并查看确认。

二

嘱患者做用力排便动作，并观察其阴道口；如有后壁脱垂，此时可以见到。

三

检查

- 阴道内检查，注意有无：
  - 肌张力下降：位于阴道后壁。
  - 阴道后壁成形术的良好适应证。

阴道后壁成形术的优势与不足

■注意事项

单纯行阴道后壁成形术较少见，一般为与会阴成形术同期进行。

优势

- 如阴道内检查发现仅阴道后壁松弛，则其为理想术式。
- 可与小阴唇缩小整形术联合进行，为会阴处带来整体性改善。
- 对压力性尿失禁无改善作用。
- 可将小阴唇向中线拉拢。
- 减少阴道内黏膜的显露。
- 较易掌握。
- 改善女性性满足。

不足

- 如患者主要诉求是增进男方的性满足，则单纯行此术式不足以实现。
- 并发症风险较高。
- 存在直肠阴道瘘风险。
- 如矫正过度，可能造成性交不适。

术前检查

- 血液检验。
  - 血常规。
  - PT 和 PTT。
  - 肌酐。
  - 其他血液检验，参考病历资料酌情选择。
- 尿液检验。
- 尿培养。
- 阴道涂片。
- 细胞学（宫颈）。

手术计划

■注意事项

大部分情况下阴道后壁成形术可与会阴成形术同期进行。

术中患者体位

患者应取截石位，以便术者操作。

麻醉

■注意事项

可仅予全醉，但阴部神经阻滞有助于术后镇痛。

- 阴部神经阻滞（为术后镇痛）。
  - 使用阴部神经阻滞套装。

　　○ 如无阴部神经阻滞套装，可使用 Spinocath 导管以便穿刺注射。

● 全麻。

辅助手术器械

虽然并非必需，但如有小阴唇牵开器（见第十五章图 15.2）将为手术带来方便。

切开装置

■注意事项

作者偏好使用激光，其切割较为容易；激光切割时可使用剪刀作为辅助，也不会传导热量；此外，激光切割出血也较少。

● 手术刀。
● 剪刀。
● 电刀。
● 射频。
● 激光。

电刀或射频使用稍为不便，因其与金属器械接触时器械可导热。务必小心避免灼伤深层组织。

手术刀或剪刀看似使用方便，但出血较其他器械多。

缝线

作者最初使用 0 号薇乔线缝合阴道壁深层、2-0 薇乔线缝合阴道黏膜层。现在阴道整形术中的内缝合和外缝合均使用 2-0 薇乔线。

● 可吸收缝线。

手术技术

阴道后壁折叠计划

已确定患者是否需要行阴道后壁成形术。

后壁折叠的范围取决于阴道内检查时确定的阴道壁松弛的范围。阴道后壁成形术通常与会阴成形术一起进行（图14.1）。

麻醉

■注意事项

行阴道整形术时，不建议单纯使用局部麻醉；建议使用全麻。

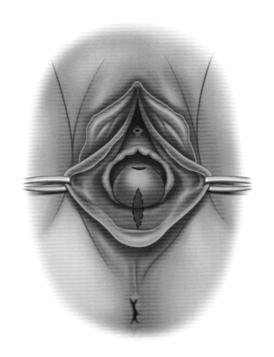

图 14.1　阴道后壁黏膜切除

- 全麻。
- 全麻 + 阴部神经阻滞。

不建议于单纯局部麻醉下手术。

可仅予全麻，但阴部神经阻滞有助于术后镇痛。

阴部神经阻滞

■注意事项

注意体形瘦 / 小的患者，于阴部神经处给予 5mL 布比卡因可导致其一过性下肢无力。

最好备有阴部神经阻滞套装；否则，也可用 Spinocath 导管行穿刺注射。
- 使用阴部神经阻滞套装中的穿刺针，在患者阴道内于后外侧壁可扪及坐骨棘处进针。
- 共使用 10mL 含肾上腺素的布比卡因原液，每侧注射 5mL。
- 给药前务必回抽，阴部动脉就在注射部位附近。

肿胀麻醉

于 500mL 生理盐水中添加 1mg 肾上腺素配成肿胀液。

夹持宫颈并上拉（图14.2）。

使用 10mL 注射器，于阴道后壁浅层浸润注射；切记：阴道壁仅数毫米厚，而直肠位于阴道后壁正后方。

浸润注射量因人而异，目标是使黏膜颜色由红转白。

浸润注射既是为了止血，也是为了实现液压分离。

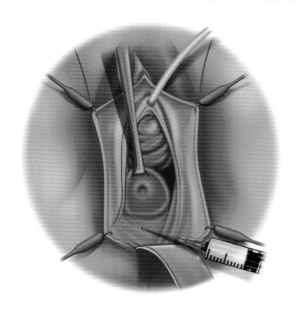

图 14.2 上拉子宫以更好显露阴道后壁

分离阴道黏膜

夹持宫颈并上拉。

在阴道后壁松弛处或计划的折叠起始处做一小横切口，开始解剖。

用 Allis 钳（组织钳）夹持切口两侧并下拉。

另用一把组织钳夹持切口上方（远离宫颈一侧）阴道壁并向上牵拉，使局部呈帐篷样牵开。

将 Metzenbaum 长剪伸入切口内，将黏膜与阴道壁深层钝性分离。分离应在浸润注射充分液压分离后进行，此时不要剪断阴道黏膜组织，钝性分离即可。

黏膜分离后，将其于中线上垂直剪开。

如使用激光于中线处切开黏膜，可将剪刀留在黏膜下方以隔开阴道壁深层，并为激光切割头提供指引和支撑。

如使用电刀切开黏膜，可在黏膜下打开剪刀，以隔开深层组织。切开完成后，退出剪刀。

在两侧新形成的黏膜切缘上各夹持一把组织钳，之前的两把组织钳亦保留；向下牵拉两侧的组织钳。

将中线上的组织钳上移，夹持阴道壁，牵拉组织钳使局部呈帐篷样牵开。

再次将 Metzenbaum 长剪伸入切口内，将黏膜与阴道壁深层钝性分离。记住：分离应在浸润注射充分液压分离后进行，此时不要剪断阴道黏膜组织，钝性分离即可。

分离完成后，使用惯用的切割器械（剪刀、电刀、激光等）于中线垂直切开已分离的黏膜。

重复之前的步骤，在两侧新形成的黏膜切缘上各夹持一把组织钳，之前的组织钳亦保留。

将中线上的组织钳上移，夹持阴道壁后继续上拉，使局部呈帐篷样牵开。

再次将 Metzenbaum 长剪伸入切口内，将黏膜与阴道壁深层钝性分离。记住：分离应在浸润注射充分液压分离后进行，此时不要剪断阴道黏膜组织，钝性分离即可。

分离完成后，使用惯用的切割器械（剪刀、电刀、激光等）于中线垂直切开已分离的黏膜。

在阴道后壁重复上述步骤，直到完成拟折叠范围内的黏膜解剖。

侧方分离

以之前形成的阴道黏膜纵切缘为起点，向两侧钝性分离。

分离时可使用食指、纱布，或用组织钳夹持折叠的纱布块操作。

钝性分离期间，可通过反向牵拉之前夹持在黏膜缘上的组织钳提供张力。这一张力有助于术者进行钝性分离。

何时应停止阴道壁侧方分离？

开始侧方分离后，会发现阴道壁中线处的深层组织松弛。侧方分离应超过这一松弛区的边界，该边界可通过肉眼观察到或感觉到。

术区止血。

折叠

向上牵拉宫颈。

从内向外用 2-0 薇乔线连续锁边缝合进行折叠，类似于腹壁整形术中拉拢腹直肌的方法。

记住：直肠距离缝合处仅数毫米，因此务必于两侧进出针，并切忌过深。

完成第一层折叠后，用 2-0 薇乔线间断单纯缝合或 "8" 字缝合，完成第二层折叠。

建议行直肠指诊（食指经肛门进入直肠）触诊折叠区域确认没有穿透直肠黏膜的缝线。

切除

切除折叠区域两侧的多余黏膜（图14.3）。

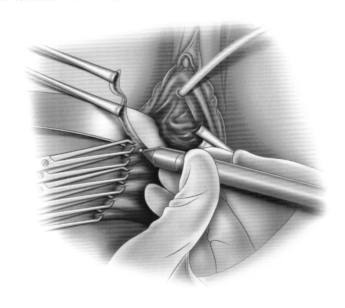

图 14.3　切除多余黏膜

缝合

阴道黏膜予单纯连续缝合或连续锁边缝合。

术后处理

● 抗生素仅需预防性应用。

- 术后予口服镇痛药。
- 嘱患者尽量保持术区干燥。局部吹风有助于减轻炎症。
- 8 天内患者应着 100% 棉的内裤，并避免穿紧身裤。
- 尽早拆线，一般为术后 10 ~ 15 天。
- 尽早拆线有助于减轻患者不适。
- 术后 4 周后可进行运动及同房。

预防并发症

麻醉

注意体形瘦 / 小的患者，于阴部神经处给予 5mL 布比卡因可导致其一过性下肢无力。

术后处理

- 术后保持局部干燥。
- 向患者解释术后阴道可有分泌物排出；如无提前告知，大部分患者会认为分泌物意味着发生了感染。
- 告知患者阴道内的缝线不需要拆线。
- 虽然缝线可被吸收，但大部分情况下需要超过 1 个月才能被完全吸收。告知患者当其恢复性生活时，阴道内可能仍有一些缝线。

并发症

血肿

- 应仔细止血以预防血肿。
- 止血时切记阴道壁仅有数毫米厚。

阴道瘘

- 存在发生的可能，可尝试用黏膜瓣修复。
- 缝合时务必确保缝线没有穿出阴道进入直肠。

愈合问题

- 切口二期愈合。
  - 如出现较小的切口裂开，可让其二期愈合。

第十五章

阴道前后壁成形术
联合会阴成形术

缩小入口，紧致阴道。

许多女性，尤其是生育后的女性，声称对性生活失去了兴趣，原因是她们的感觉和之前不一样了。如今我们有了针对这一人群的解决方案！她们本应能够享受生活、掌控自己的性体验，而我们可以为她们提供的是综合的会阴部年轻化治疗，包括阴道前后壁成形术及会阴成形术。

虽然"阴道紧缩手术"被用于指代旨在增进男女双方性满意度的各种手术方法，但"阴道紧缩"就其字面含义而言并不一定能够达到增进性满足的目的。

前面的章节中已经提到，男女两性的性满足是不同的。单纯将阴道变紧变窄并不一定是女方需要的答案，这可能导致性交过程中疼痛。对于女性而言，更重要的是同房时能够更强有力地收缩阴道。考虑到这一点，手术的目的应该是使阴道壁具有更好的弹性，而不是缩窄管腔本身。

通过将阴道前后壁成形术和会阴成形术结合起来，患者将能够更好地自发收缩阴道壁，从而增进男女双方的性满足。

解剖学

阴道为一筒状结构，连通子宫颈与外界；其长度因人而异，6~12cm。行子宫切除术后阴道将缩短。

阴道壁厚2~4mm；虽然非常薄，阴道壁也有明确的组织层次：黏膜层、固有层（结缔组织）、阴道肌层（平滑肌）、外膜层（肌层以外，与盆腔内筋膜相延续）。阴道的筋膜在阴道前方与耻骨宫颈筋膜相延续，在阴道后方与直肠阴道筋膜相延续。

阴道上端环绕宫颈，下端为处女膜附着处。阴道周围的韧带和肌肉维持其正常的形状和角度。阴道外膜在阴道周围形成网状结构，为阴道提供侧方支持。

评估

■注意事项

认真倾听，正确提问：医师甚至可以在体格检查之前就形成较明确的诊断。

务必理解患者为何寻求阴道紧缩治疗。在开始体格检查前应认真倾听其叙述；如果询问得当，将能够形成初步的诊断印象。

她自己的性满意度是否有减退？
- 阴道整形术

她的伴侣的性满意度是否有减退？
- 会阴成形术

是否两种情况都存在？
- 会阴成形术及阴道整形术

她是否有压力性尿失禁的症状？
- 阴道前壁成形术

患者会告诉我什么？

她的所见

- "我不喜欢我的阴道，它看着就像张着大口一样！"
- "我阴道的黏膜好像越来越薄了。"
- "我的阴道越来越干。"
- "自己检查'下面'的时候，我可以看到一些粉色的组织露出来，我不喜欢这样！"
- "我不喜欢能直接看到阴道里面。"
- "阴唇缩小术时我的阴唇被修剪得太多了，现在我都能看到阴道里面了。"
- "好多年前我做阴唇缩小术时阴唇切多了，现在我的阴道总是觉得干涩。"
- "生孩子时我的'下面'裂伤了，我担心当时可能没有缝好。"
- "我的'下面'有个难看的瘢痕。"
- "我那儿有好多堆积的多余组织；我讨厌这样！"
- "我想您帮我去掉我会阴到肛门之间的这些'皮褶'。"

她的所感

- "跳或者咳嗽的时候会有尿滴出来，我讨厌这样！"
- "生完小孩后，我俩'亲密'的时候感觉和之前不一样了。"
- "有时我会不自主地漏尿，好像越来越频繁了。"
- "我喜欢去健身房，但举重的时候我的'下面'会弄湿裤子，我讨厌这样！"

- "我喜欢健身房，但跳尊巴／做有氧操时我的'下面'会弄湿裤子，太讨厌了，您能帮我弄好吗？"
- "我只是想要找回以前那种感觉。"
- "性生活变得索然无味了。"
- "我不知道我出了什么问题……我性冷淡了！"
- "我的阴道曾经很紧实，但现在好像完全麻木了，我感觉不到任何东西！"
- "如果我什么都感觉不到，性生活有什么意义？"
- "最近想要达到高潮变得困难了，我不得不找一些其他的方式辅助，用其他类型的刺激才能实现。"
- "您能检查看看我是否适合做阴道紧缩吗？"
- "我就是想改善一下'下面'！"

与她的伴侣有关的性方面的顾虑

- "我就要编不出理由了，我就是不想再和我老公同房！"
- "真的非常尴尬！有时候，同房的时候，我的阴道就好像有空气进出一样会发出声音。"
- "我担心我老公会离我而去再找别的女人，我不想和他同房，因为我们俩都不像以前那样享受这件事了！"
- "我知道我不像以前那么让他舒服了，但他没好意思和我说，我想给他一个惊喜！"
- "我感觉我的丈夫对我不再那么感兴趣了。"
- "我们的婚姻不太顺利，也许性方面能更好一些，我们还可以有个机会！"
- "孩子出生之后我们的感觉就变了。性生活曾经对我们非常重要，但现在我们没有那么感兴趣了！"
- "我们讨论了现状，愿意试着找回之前性生活的感觉，方式是尝试一些阴道紧致的治疗！"

与她的伴侣有关的所述

- "酣战正欢的时候他对我说，'收紧一下阴道'，这种感觉太糟糕了，生孩子之前从来没有这样过！"
- "我老公说生完孩子之后感觉再也不一样了。我想解决一下！"
- "我知道我的阴道没有之前紧了，他在同房的时候让我再收紧一些，我才确认的。"
- "手术是我丈夫建议做的，他帮我预约的门诊。"
- 丈夫说："您能帮我妻子调整一下吗？"

检查患者时应关注什么？

■注意事项

如要增强男女双方的性满足，需要同时结合数种阴道紧缩的术式方可实现。

在倾听患者的叙述后，术者对于其就诊的原因将有更清晰的理解。如果病史提示患者及其伴侣均有性满意度减退，则治疗需要结合多种阴道紧缩术式。单纯行会阴整形术、阴道前壁成形术或阴道后壁成形术都无法同时解决双方的问题。

询问其是否患有压力性尿失禁，如回答为"是"，体格检查时应注意相关体征，可在患者截石位时嘱其做用力排便动作并观察。

如何询问有无压力性尿失禁

"咳嗽或打喷嚏时，你是否会弄湿内裤，即使只是一点点？是偶尔、经常还是总是这样？"

一

再次询问其觉得困扰的地方，如果可能，让患者自己指出，并查看确认。

二

嘱患者做用力排便动作，并观察其阴道口；如有前壁或后壁脱垂，此时将可注意到。

三

检查

- 会阴区，观察有无：
  ○ 黏膜冗余，黏膜 / 皮肤皱褶。
  ○ 肉眼可见的瘢痕：触诊；确定有无触痛。
  ○ 会阴处小裂伤。
  ○ 阴道口处小裂伤。
  ○ 阴道内黏膜显露。
- 阴道内检查，观察有无：
  ○ 质硬、缺乏弹性的瘢痕组织。
  ○ 入口处紧张度下降。

阴道前后壁成形术联合会阴成形术的优势及不足

优势

- 当同时存在会阴肌肉分离、阴道入口处松弛及阴道壁肌张力下降时为理想术式。
- 可与小阴唇缩小整形术联合进行，为会阴部位带来整体性改善。
- 缩小阴道口。
- 可将小阴唇向中线拉拢。
- 减少阴道内黏膜的显露。
- 同时改善患者及其伴侣的性满足。

不足

- 术后可能出现阴道过紧，女方性交时因瘢痕受压而感觉疼痛。
- 瘢痕可能疼痛。
- 切口裂开并不少见。
- 如发生切口裂开，愈合后瘢痕疼痛的风险高。
- 如矫正过度，性交期间会阴可能裂伤。

■注意事项

切勿矫正过度；如术后阴道舟状窝部窄于阴道口，患者在性交时将易发生裂伤。

术前检查

- 血液检验。
  - ○ 血常规。
  - ○ PT 和 PTT。
  - ○ 肌酐。
  - ○ 其他血液检验，参考病历资料酌情选择。
- 尿液检验。
- 尿培养。
- 阴道涂片。
- 细胞学（宫颈）。

手术计划

术中患者体位

患者应取截石位，以便术者操作。

麻醉

■注意事项

可仅予全麻，但阴部神经阻滞有助于术后镇痛。

- 阴部神经阻滞（为术后镇痛）。
  - ○ 使用阴部神经阻滞套装。
  - ○ 如无阴部神经阻滞套装，可使用 Spinocath 导管以便穿刺注射。
- 全麻。

术中留置尿管

术后仍可留置尿管 3 天，以预防术后并发症，如局部炎症或尿道膀胱颈过度矫正导致的膀胱排空不全。

作者目前的做法是在术中留置尿管，术后苏醒前拔除尿管。在患者术后排尿完全恢复正常后方允其离院。术后数日内仍需询问并确认患者排尿情况。

如患者术后无法自主排尿，则允其带尿管离院，并保留 3~8 天。同时需停用阿片类药物，一般可恢复正常。也可将患者转诊至其他专科医师处咨询。

辅助手术器械

虽然并非必需，但如有小阴唇牵开器（见第十五章图 15.2），将为手术带来方便。

切开装置

■**注意事项**

作者偏好使用激光，其切割较为容易；激光切割时可使用剪刀作为辅助，也不会传导热量；此外，激光切割出血也较少。

- 手术刀。
- 剪刀。
- 电刀。
- 射频。
- 激光。

电刀或射频使用稍为不便，因其与金属器械接触时器械可导热。务必小心避免灼伤深层组织。

手术刀或剪刀看似使用方便，但出血较其他器械多。

缝线

作者最初使用 0 号薇乔线缝合阴道壁深层、2-0 薇乔线缝合阴道黏膜层。现在阴道整形术中的内缝合和外缝合均使用 2-0 薇乔线。

- 可吸收缝线。

手术技术

阴道前壁及后壁折叠计划

已确定患者是否需要行阴道前后壁成形术联合会阴成形术。

前壁及后壁折叠的范围取决于阴道内检查时确定的阴道壁松弛的范围。

如患者有压力性尿失禁症状，折叠应稍靠前靠上。

特殊器械

- 阴部神经阻滞套装。套装中的套管针可用于引导进针，有助于提高阴部神经阻滞操作的安全性（图15.1）。

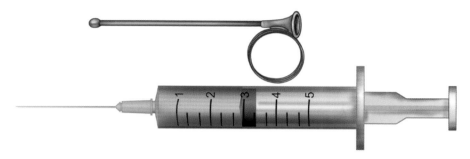

图 15.1　阴部神经阻滞套装（提高操作安全性）

● 小阴唇牵开器。可将小阴唇向两侧牵开，充分显露阴道内部，方便术者操作（图15.2）。
● 至少 12 把组织钳。

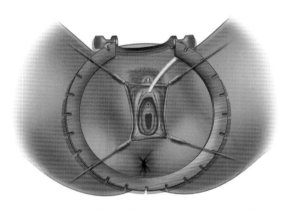

图 15.2　小阴唇牵开器（协助充分显露阴道内部）

麻醉

■注意事项

行阴道整形术时，不建议单纯使用局部麻醉；建议使用全麻。

● 全麻。
● 全麻 + 阴部神经阻滞。
不建议于单纯局部麻醉下行阴道整形术。
可仅予全麻，但阴部神经阻滞有助于术后镇痛。

阴部神经阻滞（图 15.3）

■注意事项

注意体形瘦 / 小的患者，于阴部神经处给予 5mL 布比卡因可导致其一过性下肢无力。

最好备有阴部神经阻滞套装；否则，也可用 Spinocath 导管行穿刺注射。

- 使用阴部神经阻滞套装中的穿刺针，在患者阴道内于后外侧壁可扪及坐骨棘处进针。
- 共使用 10mL 含肾上腺素的布比卡因原液，每侧注射 5mL。
- 给药前务必回抽，阴部动脉就在注射部位附近。

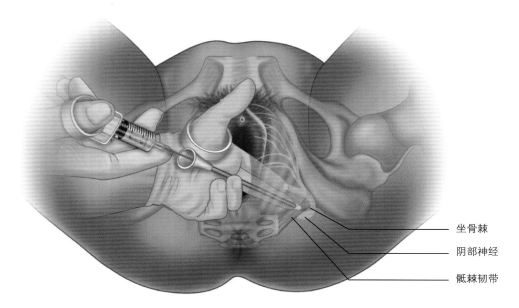

坐骨棘
阴部神经
骶棘韧带

图 15.3 阴部神经阻滞（术者置入套管针，助手经套管针进针注射麻醉）

阴道前后壁肿胀麻醉

于 500mL 生理盐水中添加 1mg 肾上腺素配成肿胀液。

夹持宫颈并下拉。

使用 10mL 注射器，于阴道前壁浅层浸润注射；切记：阴道壁仅数毫米厚，而尿道位于阴道前壁前方中线上。

随后将宫颈向上牵拉。

使用 10mL 注射器，于阴道后壁浅层浸润注射；切记：阴道壁仅数毫米厚，而直肠位于阴道后壁正后方。

浸润注射量因人而异，目标是使黏膜颜色由红转白。

浸润注射既是为了止血，也是为了实现液压分离。

阴道前壁成形术

分离阴道黏膜

夹持宫颈并下拉。

首先于宫颈上方阴道前壁上做一小横切口。

用组织钳夹持切口两侧并下拉。

另用一把组织钳夹持切口上方（远离宫颈一侧）阴道壁并向上牵拉，使局部呈帐篷样牵开。

将 Metzenbaum 长剪伸入切口内，将黏膜与阴道壁深层钝性分离。分离应在浸润注射充分液压分离后进行，此时不要剪断阴道黏膜组织，钝性分离即可。

黏膜分离后，于中线上垂直剪开。

如使用激光于中线处切开黏膜，可将剪刀留在黏膜下方以隔开阴道壁深层，并为激光切割头提供引导和支撑。

如使用电刀切开黏膜，可在黏膜下打开剪刀，以隔开深层组织。切开完成后，退出剪刀。

在两侧新形成的黏膜切缘上各夹持一把组织钳，之前的两把组织钳亦保留；向下牵拉两侧的组织钳。

将中线上的组织钳上移，夹持阴道壁，牵拉组织钳使局部呈帐篷样牵开。

再次将 Metzenbaum 长剪伸入切口内，将黏膜与阴道壁深层钝性分离。记住：分离应在浸润注射充分液压分离后进行，此时不要剪断阴道黏膜组织，钝性分离即可。

分离完成后，使用惯用的切割器械（剪刀、电刀、激光等）于中线垂直切开已分离的黏膜。

重复之前的步骤，在两侧新形成的黏膜切缘上各夹持一把组织钳，之前的组织钳亦保留。

将中线上的组织钳上移，夹持阴道壁，牵拉组织钳使局部呈帐篷样牵开。

再次将 Metzenbaum 长剪伸入切口内，将黏膜与阴道壁深层钝性分离。记住：分离应在浸润注射充分液压分离后进行，此时不要剪断阴道黏膜组织，钝性分离即可。

分离完成后，使用惯用的切割器械（剪刀、电刀、激光等）于中线垂直切开已分离的黏膜。

在阴道前壁重复上述步骤，直到完成拟折叠范围内的黏膜解剖。当黏膜外观改变（由平坦变得皱褶、粗糙）时应停止分离。

如患者有压力性尿失禁症状，分离应达尿道膀胱颈。可在向外牵拉尿管的同时于阴道前壁触摸确定其位置。

侧方分离

以之前形成的阴道黏膜纵切缘为起点，向两侧钝性分离。

分离时可使用食指、纱布，或用组织钳夹持折叠的纱布块操作。

钝性分离期间，可通过反向牵拉之前夹持在黏膜缘上的组织钳提供张力。这一张力有助于术者进行钝性分离。

何时应停止阴道壁侧方分离？

开始侧方分离后，会发现阴道壁中线处的深层组织松弛。侧方分离应超过这一松弛区的边界，该边界可通过肉眼观察到或感觉到。

术区止血。

折叠

向下牵拉宫颈。从内向外以 2-0 薇乔线连续锁边缝合进行折叠，类似于腹壁整形术中拉拢腹直肌的方法。

记住：尿道就在中线上，距离缝合处仅数毫米，因此务必于两侧进出针，避开中线区域。

完成第一层折叠后，用 2-0 薇乔线间断单纯缝合或"8"字缝合，完成第二层折叠。

如患者有压力性尿失禁症状，可在尿道膀胱颈水平及上方额外行 1～3 针间断单纯缝合。如于此处折叠过多，将导致尿液难以通过，影响患者排尿。

切除

切除折叠区域两侧的多余黏膜。

缝合

阴道黏膜予单纯连续缝合或连续锁边缝合。

会阴成形术画线及单纯皮肤切除

画线步骤

（1）辨认舟状窝外缘，即之前章节中描述的小阴唇下端汇合形成后联合处的阴道前庭外缘。可通过阴道黏膜与会阴皮肤外观差异确定其位置。

（2）辨认阴道口。即阴道前庭后方黏膜区内，处女膜残端（肉阜）所在位置。

（3）从舟状窝外缘向后方肛门方向画中线切口，注意切口距肛门皮肤 – 黏膜交界处不应少于 4mm。

■注意事项

如中线画线过长，沿其切开时可能会伤及肛门括约肌。

（4）用两把蚊式钳夹持中线两侧的舟状窝外缘黏膜，并将其于中线靠拢，收紧舟状窝处阴道口径，但勿使此处窄于阴道口。

■注意事项

切勿使术后阴道舟状窝部比阴道口窄，否则每次性交时都可导致撕裂。

（5）查看两侧蚊式钳的标记，确认舟状窝处口径不窄于阴道口；使两侧标记会合在中线需要切除的会阴多余皮肤处。

会阴单纯皮肤切除

按之前的画线切开会阴皮肤。

阴道后壁成形术

分离阴道黏膜

用组织钳夹持切口两侧并下拉。

另用一把组织钳夹持切口上方阴道壁并向上牵拉，使局部呈帐篷样牵开。

将 Metzenbaum 长剪伸入切口内，将黏膜与阴道壁深层钝性分离。分离应在浸润注射充分液压分离后进行，此时不要剪断阴道黏膜组织，钝性分离即可。

黏膜分离后，将其于中线上垂直剪开。

如使用激光于中线处切开黏膜，可将剪刀留在黏膜下方以隔开阴道壁深层，并为激光切割头提供引导和支撑。

如使用电刀切开黏膜，可在黏膜下打开剪刀，以隔开深层组织。切开完成后，退出剪刀。

在两侧新形成的黏膜切缘上各夹持一把组织钳，之前的两把组织钳亦保留；向下牵拉两侧的组织钳。

向下牵拉两侧的组织钳。

将中线上的组织钳上移，夹持阴道壁，牵拉组织钳使局部呈帐篷样牵开。

再次将 Metzenbaum 长剪伸入切口内，将黏膜与阴道壁深层钝性分离。记住：分离应在浸润注射充分液压分离后进行，此时不要剪断阴道黏膜组织，钝性分离即可。

分离完成后，使用惯用的切割器械（剪刀、电刀、激光等）于中线垂直切开已分离的黏膜。

重复之前的步骤，在两侧新形成的黏膜切缘上各夹持一把组织钳，之前的组织钳亦保留。

将中线上的组织钳上移，夹持阴道壁，牵拉组织钳使局部呈帐篷样牵开。

再次将 Metzenbaum 长剪伸入切口内，将黏膜与阴道壁深层钝性分离。记住：分离应在浸润注射充分液压分离后进行，此时不要剪断阴道黏膜组织，钝性分离即可。

分离完成后，使用惯用的切割器械（剪刀、电刀、激光等）于中线垂直切开已分离的黏膜。

在阴道前壁重复上述步骤，直到完成拟折叠范围内的黏膜解剖。

侧方分离

以之前形成的阴道黏膜纵切缘为起点，向两侧钝性分离。

分离时可使用食指、纱布，或用组织钳夹持折叠的纱布块操作。

钝性分离期间，可通过反向牵拉之前夹持在黏膜缘上的组织钳提供张力。这一张力有助于术者进行钝性分离。

何时应停止阴道壁侧方分离？

开始侧方分离后，会发现阴道壁中线处的深层组织松弛。侧方分离应超过这一松弛区的边界，该边界可通过肉眼观察到或感觉到。

术区止血。

折叠

向上牵拉宫颈。

从内向外用 2-0 薇乔线连续锁边缝合进行折叠，类似于腹壁整形术中拉拢腹直肌的方法。

记住：直肠距离缝合处仅数毫米，因此务必于两侧进出针，并切忌过深。

完成第一层折叠后，用 2-0 薇乔线间断单纯缝合或"8"字缝合，完成第二层折叠。

建议行直肠指诊（食指经肛门进入直肠）触诊折叠区域确认没有穿透直肠黏膜的缝线。

切除

切除折叠区域两侧的多余黏膜。

缝合

阴道黏膜予单纯连续缝合或连续锁边缝合。

会阴成形术

切除

于中线处解剖肌肉。此时可评估肌肉分离的严重程度。

如中线处有较多质硬的瘢痕组织，可予切除。

缝合

使用可吸收缝线缝合，作者偏好 2-0 薇乔线。

使用"8"字缝合。

首先于肌束中部将耻骨尾骨肌向中线拉拢，然后在肌束前缘及后缘各缝合 1 ~ 3 针。

缝合时务必使每一针都挂住较多的肌纤维，以保证缝合牢靠；切记，耻骨尾骨肌非常发达；缝线需要保证不管患者如何收缩肌肉，都能维持住其在中线上的连接。

之后可以继续于会阴部稍浅层行一层内缝合。

接下来，行单纯间断缝合或"8"字缝合关闭会阴皮肤黏膜。首先定位阴道口；找到两侧处女膜肉阜所在位置，将其解剖对位缝合。

之后，找到舟状窝外缘，予以解剖对位缝合，即在小阴唇汇合形成后联合处确保黏膜—黏膜、皮肤—皮肤准确对合。

最后，完成黏膜及会阴皮肤的缝合。

术后处理

- 抗生素仅需预防性应用。
- 术后予口服镇痛药。
- 嘱患者尽量保持术区干燥。局部吹风有助于减轻炎症。
- 8 天内患者应着 100% 棉的内裤，并避免穿紧身裤。
- 尽早拆线，一般为术后 10 ~ 15 天。
- 尽早拆线有助于减轻患者不适。
- 术后 4 周后可进行运动及同房。

预防并发症

术后保留尿管 3 天

- 虽然患者可能感觉不适，但这是阴道成形术后最稳妥的做法。
- 作者目前在术后不留置尿管。在手术室或患者全麻后留置尿管，在其苏醒前取出尿管，但必须在患者正常排尿后才允其离院。确认患者回家后能够正常排尿非常重要。

树立正确的患者预期

- 切勿切除会阴邻近肛门括约肌处或肛门括约肌浅面的多余皮肤。会阴成形术中不应触及肛门括约肌。
- 单纯行会阴成形术无法保证女方的性满意度能得到改善。
- 切勿向患者承诺阴道整形术可以解决压力性尿失禁的问题。

细致画线

- 切开前务必辨认确认阴道口及舟状窝外缘。
- 如术后舟状窝部窄于阴道口，性交时可能出现会阴裂伤。

麻醉

● 会阴部浸润注射导致的液压分离效应会加重术后疼痛。

● 注意体形瘦 / 小的患者，于阴部神经处给予 5mL 布比卡因可导致其一过性下肢无力。

切忌过度切除

● 如于会阴处过度切除，将导致术后阴道舟状窝部窄于阴道口，手术将不是改善而是毁掉患者的性生活，因为"插入"时将带来疼痛、导致裂伤。

● 如于上部折叠过多，可导致尿道膀胱颈矫正过度，术后患者将出现排尿困难；行阴道前壁成形术时务必牢记这一点。

仔细缝合

● 缝合后此处愈合迅速；如切口裂开，可予二期愈合，但将遗留质硬、疼痛的瘢痕，因此务必仔细缝合。

● 对合会阴部肌肉时，可采取类似腭裂修复的思路：如果肌肉未正确对合，手术不可能取得良好效果。

● 会阴成形术时，于中线对合的是发达的耻骨尾骨肌；如缝合不牢靠，将增加切口裂开的风险。

术后处理

● 术后保持局部干燥。

● 向患者解释术后阴道可有分泌物排出；如无提前告知，大部分患者会认为此分泌物意味着发生了感染。

● 告知患者阴道内的缝线不需要拆线。

● 虽然缝线可被吸收，仍建议尽早拆线，此处的缝线将使患者非常不适。

● 阴道整形术后阴道内的缝线需要超过 1 个月才能被完全吸收。告知患者当其恢复性生活时，阴道内可能仍有一些缝线。

● 患者务必遵从医嘱，恢复期内避免运动；会阴肌肉收缩将促使伤口裂开。

并发症

血肿

术中应积极止血，但切记，于会阴区过度使用电凝将加重炎症及疼痛。

阴道瘘

● 存在发生的可能，可尝试用黏膜瓣修复。

● 缝合时务必确保缝线没有穿出阴道进入直肠。

尿道损伤

可发生于前壁折叠时。为预防其发生，折叠时应在两侧进出针，避开中线区域。

切除过多

- 切勿使阴道舟状窝部窄于阴道口。
- 如确实于会阴部切除过多，可在缝合时行 Z 成形术。Z 成形术也可用于患者在会阴成形术后出现性交时会阴裂伤而就诊的情况。
- 止血时切记阴道壁仅有数毫米厚。

愈合问题

瘢痕质硬、疼痛 任何瘢痕都可能出现增生。虽然外阴部位少见，但如出现，按瘢痕增生常规处理，建议患者积极按摩瘢痕即可。

阴道整形术切口裂开及二期愈合 如出现较小的切口裂开，可让其二期愈合。

会阴成形术切口裂开及二期愈合 如出现切口裂开，二期愈合将遗留疼痛瘢痕。应积极处理，尽快重新缝合裂开的切口。

第四部分

女性会阴年轻化治疗——非手术治疗及其他

第十六章

大阴唇非手术治疗选择：光电治疗、填充治疗及皮肤紧致治疗

增进美丽，无误工期。

ASAPS 的 747 研究揭示了整形外科医师流失患者的"捷径"：不提供非手术的治疗！这一点我们务必牢记。该研究显示，一旦患者通过非手术治疗对医师建立了信任，医师将能够比较容易地说服患者接受其开展的整形外科手术，即使该医师并不是整形外科医师；由此我们可以看到非手术治疗的重要价值，它不仅是美容手术的补充，还能帮助我们留住患者。

大阴唇表面由皮肤覆盖，此处的肤色加深可使用与身体其他部位色斑类似的方法治疗；大阴唇的皮肤皱纹和松弛的处理思路与面部衰老的处理也相同。

也正因为大阴唇由皮肤覆盖，而皮肤的瘢痕不可能完全消失，因此在肤色较深的患者中手术治疗可能会留下明显瘢痕，此时大阴唇非手术治疗也是比较好的选择。

解剖学

大阴唇为两片皮肤皱襞，其最突出的特征为富含皮下脂肪组织。
年轻女性大阴唇较丰满，可遮盖小阴唇和阴蒂。

评估

为了理解患者的愿望和需求，务必首先倾听其叙述，然后让其在镜子中自己指出感觉有问题的地方；切记：患者对解剖并不了解，她们可能用自己的说法指代特定的位置，而含义可能与医师的通常理解有出入，因此务必让患者（处在立位及截石位时）亲自指出觉得困扰的地方。

患者会告诉我什么?

- "我不喜欢阴唇上的这些皱纹。"
- "我不喜欢外阴颜色这么深。"
- "我的阴唇、胯部甚至肛门周围的肤色越来越深,我讨厌这样。"
- "我的大阴唇让我不开心,而且也不舒服。"
- "我的阴唇为什么这么老,能让它们看起来年轻点儿吗?"
- "我感觉我的大阴唇瘪下去了。"
- "我希望我的小阴唇能被大阴唇盖住。"
- "我的大阴唇看着不对称,这能矫正吗?"
- "我能直接看到阴道里面,我不喜欢这样,能做点儿什么改善吗?"
- "我不喜欢瘦了这么多之后外阴的样子。"

检查患者时应关注什么?

肤色加深

- 大阴唇区域。
- 腹股沟区域。
- 胯部。
- 肛周。

大阴唇

- 轻度皮肤松弛。
- 皱纹(例如细纹,尤其在后端)。

治疗选择:优势、不足及治疗后处理

皮肤松弛

当大阴唇皮肤轻度松弛时,激光和射频设备是皮肤紧致治疗的良好选择。

它们也适用于不愿意在外阴留下手术瘢痕的患者。务必提醒患者虽然会阴的瘢痕往往愈合良好,它们仍然可能被肉眼发现。正因为此,作者近年来开展的大阴唇缩小手术逐渐减少,而非手术的丰满和美容治疗逐渐增加。

■注意事项

小阴唇皮肤冗余经非手术治疗效果欠佳。

激光（CO_2 激光及 Er:YAG 激光）

使用激光时建议予表面麻醉以提高患者耐受性。

CO_2 点阵激光和 Er:YAG 点阵激光都是合适的选择，但切记激光有热效应，可导致色素沉着，这在肤色较深的拉丁裔或容易发生色素沉着的人群中应纳入考量。

和许多非手术治疗一样，患者应了解可能需要多次治疗才能获得较好效果，这些治疗间隔至少 6 周。

激光治疗后 3 ~ 8 天可出现脱痂，具体情况视治疗深度、治疗遍数及激光类型不同而异。使用 CO_2 激光治疗的患者，脱痂期间可涂抹莫匹罗星软膏，使用 Er:YAG 激光治疗的患者则无须涂抹。

激光治疗结束时可于外阴涂抹富血小板血浆（PRP）（无须注射），以促进胶原生成。

射频

适用于各种皮肤，因其产热较少，炎症较轻，继发色素沉着的风险较小。

治疗时无须麻醉，治疗后无须特殊处理。

和许多非手术治疗一样，患者应了解可能需要多次治疗才能获得较好效果。作者推荐每周 1 次，共 5 周。还应告知患者需要每年复诊及治疗。

由于射频治疗需定期反复进行，治疗期间有热效应，长期治疗可能导致大阴唇脂肪组织体积减小，使得需要注射填充物或自体脂肪以保持大阴唇的丰满外观（图16.1）。

a

b

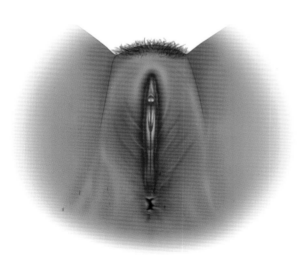 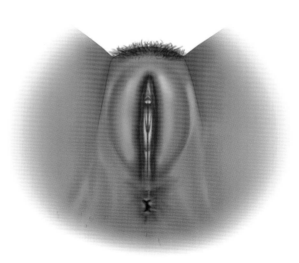

图 16.1 （a、b）大阴唇非手术治疗（射频治疗联合 4 ~ 6mL 透明质酸填充为常用方案）

注射填充

非常适合与射频或激光联合应用于皮肤紧致治疗。

关于注射填充治疗详见第八章。

富血小板血浆（Platelet-Rich Plasma，PRP）

可在大阴唇皮肤表面涂抹，通过增加组织含水量及促进胶原生成改善肤质、淡化细纹。

肤色深

激光

激光，例如调 Q 激光和 / 或 Er:YAG 激光，是良好的选择。

治疗前应先予表面麻醉。

切记：激光治疗后 3 ~ 8 天可出现脱痂，具体情况视治疗深度、治疗遍数及激光类型不同而异。治疗后无须特殊处理。

和许多非手术治疗一样，患者应了解可能需要多次治疗才能获得较好效果，这些治疗间隔至少 6 周。

在拉丁裔患者中，配合使用美白霜可能有所帮助，使用时间是治疗前 8 ~ 15 天到治疗后 4 ~ 6 个月（此时皮肤仍有炎症，激光治疗后继发色素沉着风险仍较高）。

激光治疗结束时使用 PRP 和 / 或美白霜，无须注射，涂抹即可。

美白霜

用于面部的许多美白霜品牌都可用于外阴皮肤。注意确保选择的品牌没有高浓度的可导致剥脱和烧灼感的化学物质，因为外阴的皮肤更加娇嫩。

氢醌是美白祛斑的良好选择，但其在部分患者中可导致色沉加重，原因为局部炎症导致的易感性，或治疗部位未防晒。切记：氢醌制剂不可长期使用，因其可导致皮肤变薄和毛细血管扩张。注意氢醌在不少国家已禁用。

4-N- 丁基间苯二酚（rucinol）也是一个良好的选择；其导致色沉和炎症问题的风险较低，并可长期使用。推荐的使用方法是每日 1 次，使用 4 ~ 6 个月。

预防并发症

- 树立正确的患者预期；如皮肤松弛严重，非手术治疗效果可能不够理想。
- 向患者解释需要多次治疗才能获得较好效果。
- 射频治疗可使皮下组织及脂肪萎缩；因此，应谨慎避免治疗过度。
- 即使以祛斑美白为目的，激光治疗仍可能导致色素沉着；在肤色深、拉丁裔或易于发生炎症后色素沉着的患者中应避免使用激光。
- 美白治疗后 4 ~ 6 个月内应嘱患者积极防晒。
- 避免长期使用美白霜，因可导致敷面皮肤改变。

激光治疗灼伤皮肤的风险高于射频。首次治疗时务必使用较低治疗参数和较少治疗遍数；每次治疗后观察患者皮肤反应，以个性化地确定是否适合增加治疗强度。

第十七章　非手术阴道紧缩治疗

无创，无误工期，有效增进性满足。

患者为什么会对这些非手术治疗感兴趣呢？如今社会竞争日益激烈，人们的闲暇时间并不多，而做手术意味着误工期。此外，一些女性不想进行手术，或不希望其伴侣知道她们接受了阴道紧缩治疗。因此非手术阴道紧缩治疗得以流行起来。

ASAPS 在 2015 年公布的数字显示，女性会阴年轻化治疗的数量在增长中；数据清晰地显示，在手术总数 3.5% 的增长中，1.8% 是女性会阴年轻化带来的。

因此，如今我们能清晰地看到业界研发阴道紧缩和其他女性会阴年轻化的非手术技术和设备的热情。

解剖学

阴道壁仅厚 2~4mm，但有明确的组织层次：黏膜层、固有层（结缔组织）、阴道肌层（平滑肌）、外膜层（肌层以外）。

考虑到阴道壁的厚度，某些宣传就显得有些有趣，这些宣传声称相关非手术治疗技术可以更加深入阴道壁，从而达到更好的阴道紧缩效果，但人们不禁要问：对阴道壁而言，到底要多深？

评估

询问患者就诊的原因。尝试理解她为何要求相应的治疗。理想情况下，应在患者进入检查室之前，穿着其日常衣物时进行询问。此时患者更有自信，与医师的交谈更加坦诚、自如。

患者会告诉我什么?

她的所见

- "我的阴道张得太开了。"
- "能看到自己的阴道里边是正常的吗?"
- "我的阴道黏膜正变得越来越薄。"
- "我的阴道变干了。"
- "阴唇缩小术时我的阴唇被修剪得太多了,现在我都能看到阴道里面了。"
- "好多年前我做阴唇缩小术时阴唇切多了,现在我的阴道总是觉得干涩。"

她的所感

- "跳或者咳嗽的时候会有尿滴出来,我讨厌这样!"
- "生完小孩后,我俩'亲密'的时候感觉和之前不一样了。"
- "我喜欢去健身房,但举重的时候我的'下面'会弄湿裤子,我讨厌这样!"
- "我喜欢健身房,但跳尊巴/做有氧操时我的'下面'会弄湿裤子,太讨厌了,您能帮我弄好吗?"
- "我只是想要找回以前那种感觉。"
- "性生活对我而言就是不再有吸引力了,如果我不觉得享受,性生活的意义是什么呢?"
- "您能检查看看我是否适合做阴道紧缩吗?"
- "我就是想改善一下'下面'!"
- "我觉得是时间好好捯饬一下'那里'了。"
- "我想给伴侣一个惊喜。"

与她的伴侣有关的性方面的顾虑

- "我觉得'下面'可能要弄得紧一些,但我不想做手术。"
- "我害怕麻醉。"
- "想到阴道里要有缝线我就不舒服。"
- "做更有侵入性的治疗之前,我想先试试非手术的治疗能不能在我身上起效。"
- "我就要编不出理由了,我就是不想再和我老公同房!"
- "我担心我老公会离我而去再找别的女人,我不想和他同房,因为我们俩都不像以前那样享受这件事了!"
- "我感觉我的丈夫对我不再那么感兴趣了。"
- "我们的婚姻不太顺利,也许性方面能更好一些,我们还可以有个机会!"
- "孩子出生之后我们的感觉就变了。性生活曾经对我们非常重要,但现在我们没有那么感兴趣了!"
- "我们讨论了现状,愿意试着找回之前性生活的感觉,方式是尝试一些阴道紧致的治疗!"

与她的伴侣有关的所述

- "我老公说我生完孩子之后感觉再也不一样了。我想解决一下!"
- "我知道我的阴道没有之前紧了,他在同房的时候让我再收紧一些,我才确认的。"
- "治疗是我丈夫建议做的,他帮我预约的门诊。"

- "我丈夫告诉我了解一下阴道紧缩的治疗选择也许是个好主意。"
- 丈夫说："您能帮我妻子调整一下吗？"

检查患者时应关注什么？

■ 注意事项

非手术阴道紧致治疗的效果具有个体差异性。疗效的评估以患者主观感受为主。

在倾听患者的叙述之后，医师对患者就诊的原因会有更清晰的认识。如果患者表示她想要更加紧致、提高性敏感度、改善阴道干涩的效果，且/或有压力性尿失禁的症状，她将是非手术阴道紧缩治疗的良好对象。

务必向患者解释非手术阴道紧缩治疗能够实现和无法实现的内容。

虽然接下来本书将描述数种非手术阴道紧缩治疗的选项，但是读者务必了解，目前仍需进一步的科学数据支持这些技术的可重复性和客观效果。

有数种非手术治疗设备可用于缓解压力性尿失禁，因此务必详尽询问确认患者有无相关症状，以更好地制订治疗计划。

如何询问有无压力性尿失禁

"咳嗽或打喷嚏时，你是否会弄湿内裤，即使只是一点点？是偶尔、经常还是总是这样？"

—

再次询问其觉得困扰的地方，如果可能，让患者自己指出，并查看确认。

二

嘱患者做用力排便动作，并观察其阴道口；如有前壁或后壁脱垂，此时将可注意到。

阴道内检查

观察有无

- 肌肉松弛，阴道弹性减弱。
- 阴道干涩。
- 黏膜萎缩。
- 前壁或后壁脱垂（可能需转诊至其他专科医师处）。

非手术阴道紧缩治疗的优势与不足

■ 注意事项

患者需要多次治疗以获得期望的效果。

优势

- 当阴道轻度松弛时为理想选择。
- 通过改善阴道黏膜质地缓解阴道干涩。
- 通过增厚阴道黏膜缓解性交疼痛。
- 当患者能接受多次治疗时是良好的选择。
- 侵入性较手术小。
- 基本无误工期。
- 轻度或无疼痛。
- 可与小阴唇缩小整形术联合进行，为会阴处带来整体性改善。
- 增加女方的性满足。
- 改善轻度压力性尿失禁症状。

不足

■注意事项

非手术治疗的效果并非永久性，需有规律地再次治疗以保持效果。

- 需多次治疗以获得期望的效果。
- 应告知患者其将需要规律治疗才能保持良好效果。
- 结果难以测评，评价比较主观。
- 由于多次治疗期间有一定间隔，与手术相比，需要更长的时间才能充分显示疗效。
- 可能需要数月才能体会到治疗获益。
- 最佳疗效可能仍无法使患者满意，患者应意识到未来还有需要手术治疗的可能。

■注意事项

非手术阴道紧致治疗的切实性仍需进一步的科学根据支持。

治疗前检查

需行阴道内检查以评估阴道松弛程度。治疗前确认阴道无异常分泌物。治疗前可行阴道涂片检查。

治疗选择

■ 注意事项

购置阴道紧缩治疗设备时，尽量寻找不需要一次性耗材的设备。

阴道年轻化非手术治疗通常需要特殊的设备和 / 或阴道内治疗专用的手具。虽然有些设备使用的是可复用的手具，但如今最常见的是一次性手具。

如自行购置设备，医师应了解清楚拟购置的设备是否使用的是一次性手具，如是，则后期还有新的费用产生，患者则需根据接受治疗的种类和数量支付不同的费用。

患者常常希望在紧致阴道的同时改善其他症状，例如阴道干涩；对于这些患者，涂抹 PRP 可能有益。在第十八章中对 PRP 有更详细的阐述。

激光设备

■ 注意事项

为使激光设备的治疗获得更好的效果，阴道壁应保持干燥。

有多种激光被用于非手术阴道紧缩治疗，但最常用的两种是 CO_2 激光和 YAG 激光。

激光工作站通常配有专门的阴道用手具以便进行阴道内治疗。

大部分案例中无须麻醉。

为使激光获得更好的效果，阴道壁应保持干燥。

医患双方均应佩戴护目镜。

激光治疗结束时可涂抹 PRP（无须注射），以缓解阴道干涩或改善阴道壁胶原生成。

■ 注意事项

非手术阴道紧缩激光治疗（图 17.1）结束时可涂抹 PRP（无须注射）以获得更好的效果。

激光的优势 如有合适的手具，激光工作站还可用于换肤治疗。

射频设备

■ 注意事项

射频设备用于阴道紧缩的优势是其作用深度更深，但不应忘记阴道壁仅有几毫米厚。

165

有多种射频技术被用于非手术阴道紧缩治疗，例如单极射频、双极射频和三极射频，其中双极射频和三极射频能作用于阴道壁深层。

射频治疗仪一般配有专门的阴道治疗用手具。

大部分案例中无须麻醉。

务必使用专用凝胶，以防止并发症，并确保治疗作用于正确的组织层次。

射频的优势 射频治疗仪还可用于其他治疗，如面部皮肤和身体其他部位的紧致治疗，以及溶脂治疗。

脂肪注射

使用脂肪进行阴道紧缩的一般做法是将其注入阴道壁和 / 或阴道外口处黏膜下层。对此，应意识到女性性满足的基础是其收缩阴道壁的能力，而这并不一定因为阴道入口或内部变窄而改善；事实上，窄小的阴道甚至可能导致女性疼痛。

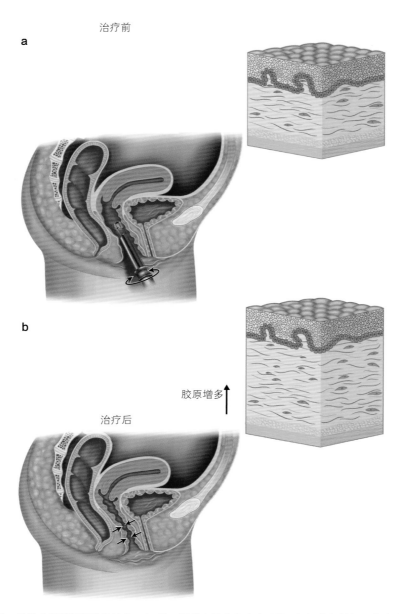

图 17.1 非手术阴道紧缩激光治疗。(a) 伸入阴道内的激光治疗手具。(b) 激光刺激阴道壁胶原新生

此外，脂肪注入黏膜下层可能导致阴道壁上出现令人不适的不规则凸起。

作者不推荐将脂肪注射作为阴道紧缩的手段。

治疗后处理

治疗后 3 天内患者不应进行性生活。

如治疗后有出血，可使用 Fitostimoline 阴道软胶囊。根据患者的恢复情况，可使用 3 天。

预防并发症

务必解释治疗能够实现和无法实现的内容。就进行的治疗树立正确的患者预期。

务必告知患者将来可能仍需要手术。

务必告知患者需要多次治疗，至少 2 次，或至少 3 次。

需要多种治疗、多次治疗后方可获得期望的效果。

并发症

- 阴道刺激症状。可使用 Fitostimoline 阴道软胶囊治疗。
- 阴道壁继发粘连。
- 灼伤。
- 阴道管腔缩窄、瘢痕形成。
- 与 YAG 激光或其他技术如射频相比，CO_2 激光的灼伤风险更高。
- 如发生灼伤，应使用 Fitostimoline 阴道软胶囊治疗数日。

第十八章　　G 点注射

简单操作，更好高潮。

G 点的概念一直充满争议；许多人认为其并不存在！的确，女性的愉悦完全局限在一个点上的说法并不符合实际。目前可以说，G 点并不只是一个点：它是阴道前壁上的一个区域。

女性的性兴奋有多种因素参与，这些因素共同作用，实现性满足并达成性高潮。许多女性非常健康，也没有解剖学上的异常，但她们仍然可能无法在性交期间达到高潮；某些案例中，女性甚至在有性生活以来从未体会过高潮。务必向患者解释这一点，让其知晓 G 点注射并不能保证她一定能够获得高潮。

另外，每个女性都有其独特的最强兴奋点；G 点注射并不会改变这一事实，其只是帮助患者对阴道前壁的摩擦更加敏感。

另一方面，年龄的增长会带来激素的改变，其表现之一就是阴道干涩，后者也可削弱女性的高潮，使性交变得疼痛，阴道内黏膜出现刺激感，变得瘙痒、发红或萎缩、脆弱、苍白。

■注意事项

G 点注射的实际效果尚需进一步的科学数据支持。

解剖学

G 点在解剖学上尚有较大的争议。许多人说它根本不存在，另一些人则努力证明其真实性。

一般认为 G 点位于阴道前壁，耻骨水平以上 3.8～4.2cm 处。事实上，它并不是一个小点，而是感觉神经末梢密度较大的一块区域（图18.1）。

本书将搁置 G 点是否存在的争议。

我们将以确定阴道前壁上何处（因为有大量的感觉神经末梢）在摩擦时能带来更多的性满足为起点，如果这一区域存在，那么使用注射填充物增大其面积，以帮助患者提高性敏感度的思路似乎是合理的。因此，G 点注射的概念是基于增强女性性满足的尝试提出的。

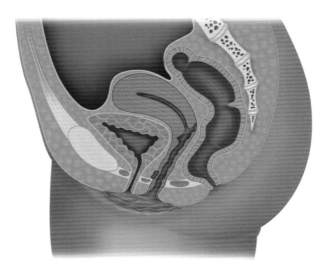

图 18.1　G 点（G 点：阴道前壁——感觉神经末梢密度较大的区域）

评估

务必仔细倾听患者讲述，确定其寻求 G 点注射治疗的原因。

接诊期间，还应询问其在"插入"时是否能够达到高潮，以及相关细节。

切记，女性有自己的最强兴奋点，务必告知患者 G 点注射并不会改变这个点；注射后她将更容易感受到阴道前壁的摩擦，从而更可能在性交时达到高潮，但注射并不能保证她一定能获得高潮。

如有阴道干涩，也应予以处理，从而提供 G 点注射和 / 或改善性满足的最佳方案。

患者会告诉我什么？

她的所感

- "我就是希望更敏感一些。"
- "我希望能体验到更多。"
- "我想尝试这个新事物。"
- "我需要做些什么来改善我的性满足。"
- "我做这个治疗是想看看我能不能更兴奋一些。"
- "我不想要侵入性大的治疗，所以我想看看这个治疗适不适合我。"
- "我无法达到高潮。"
- "我可以达到高潮，但是'插入'的时候不行。"
- "生完小孩之后性生活好像不是以前的感觉了。"
- "我就是想要找回以前的感觉。"

- "性生活变得索然无味了。"
- "如果我并不享受，那性生活有什么意义呢？"
- "我的阴道瘙痒。"
- "我的阴道干涩。"
- "性交的时候我觉得疼，就是润滑度没有以前那么好了。"

检查患者时应关注什么？

计划行 G 点注射时，务必确认患者关注的是她自己的高潮，而不是改善其伴侣的性体验。

阴道检查期间，确认患者的阴道入口处和阴道壁无松弛。

如果阴道黏膜萎缩苍白，或发红、肿胀，应询问患者有无阴道干涩、瘙痒或性交疼痛。

务必向其解释 G 点注射能够实现和无法实现的内容，并提醒患者此操作并不会改变其最强兴奋点。

目前并无科学数据证明 G 点注射有可重复的、客观的效果，现有的报道多为个案，效果的评估以患者的感受为主。

作者在进行此治疗时，总是会告知患者：有些女性钟情于此，每年都会复诊补打，而另一些患者则表示注射后什么变化也没有。务必提前告诉患者 G 点注射后她们有可能感觉不到任何效果。

G 点注射物类型

透明质酸

- 当患者只想增进性满足，没有阴道干涩时是理想选择。
- 透明质酸在前壁注射后可扩大 G 点区域，使其更加敏感，使患者在性交期间获得更多性满足。

富血小板血浆（PRP）

使用 PRP 的目的是提供尽可能多的组织生长因子，但一般我们并不能计算每次治疗需要给予的总量，因此一般建议给予多次治疗。

在 G 点区域使用 PRP 可能有营养感觉神经末梢的作用，从而帮助女性在性交时获得更多性满足。

此外，使用 PRP 也可以增加保水能力，因此在阴道壁上使用时其可帮助缓解阴道干涩的症状。

使用 PRP 进行 G 点注射时，建议进行 3 次治疗。每次治疗间间隔 1 月或更短。

G 点注射的优势与不足

■注意事项

G 点注射的治疗效果持续时间约为 1 年。

优势

- 操作简单，可在诊室进行。
- 无须麻醉。
- 无误工期。
- 治疗后 4h 患者即可恢复性生活。
- 使用 PRP 行 G 点注射还可以同时帮助缓解阴道干涩。
- 可缓解恼人的症状如阴道瘙痒、刺激感、干涩。
- 当润滑度降低或阴道干涩导致性交疼痛时为良好的治疗选择。

不足

- 对男方的性满足无助益。
- 治疗后 4h 内需使用卫生棉条。
- 需在治疗后 4h 后才能恢复性生活。
- 填充物会被吸收。
- 治疗效果持续时间约为 1 年（译者注：效果维持时间的个体差异大，部分患者需要重复治疗的间隔可能较其他患者短）。
- 需定期治疗以保持效果。
- 尚无足够的科学数据支持此治疗的有效性。
- 效果上个体差异大：部分患者对治疗效果满意，另一些人则觉得毫无作用。

■注意事项

治疗的效果并非永久性，需定期（每年）治疗以保持效果。

治疗前检查

治疗前需行阴道内检查以确认无阴道异常分泌物。
治疗前可行阴道涂片检查。

治疗用物

- 表面麻醉用物（非必需，但可提高患者舒适度）。
- 消毒液。
- 良好照明。
- 1mL 交联透明质酸——使用注射填充物。

- 3mL 或更多 PRP——使用 PRP。
- Spinocath 导管 1 根。
- 阴道窥器 1 个。
- 卫生棉条 1 条。

操作步骤

确定 G 点

行阴道内检查寻找患者的 G 点，可通过触诊阴道前壁黏膜确定其位置，大致位于耻骨水平上方 3cm 处。

嘱患者放松，并告诉医师何处感觉最为强烈。注意 G 点不是一个特定的点，而是一个较宽大的区域。

虽然听起来有一些奇怪，但如果患者能够专注配合（确定敏感区域），对于取得良好的治疗效果将非常有帮助。

涂抹表面麻醉剂

G 点注射中无须麻醉，但由于表面麻醉对阴道黏膜容易起效，不妨在治疗前数分钟涂抹上表面麻醉剂。

注射透明质酸或 PRP

清洁局部。

置入并于垂直位打开阴道窥器，使两叶片分别位于左、右两侧，而非上下。

将 Spinocath 导管刺入之前检查确定的区域，回抽。

注入 1~3mL PRP 或 1~2mL 透明质酸。

如使用 PRP 且患者有阴道干涩，还可以于阴道壁多点注射 PRP，方法是在 12 点、3 点、6 点、9 点方向位置顺时针注射，共 4~12 个注射点。

置入卫生棉条，并嘱患者保留 4h。之后可取出丢弃，恢复正常生活。

治疗后处理

- 治疗后 4h 患者可取出卫生棉条。
- 之后可恢复正常生活，包括性生活。
- 治疗无误工期。

预防并发症

树立正确的患者预期

- 务必解释治疗能够实现和无法实现的内容。让患者对疗效有正确的预期。
- 务必向患者解释治疗后一般有两种反应：一种是庆幸选择了做治疗，一种觉得根本不值得。
- 告知患者需要定期重复治疗以维持良好效果（每年 1 次较理想）。注入人体后，透明质酸会持续地被机体吸收，部分患者需要重复治疗的间隔可能较其他患者短。
- 使用 PRP 时，为取得更好的效果建议安排 3 次注射，间隔 1 个月或更短。

耐心确定 G 点

注射前务必回抽，以确认注射针位于正确的层次。切勿在阴道壁内注射过深。

并发症

如果在正确的层次内注射，不会有严重的并发症。
出血可能使患者感觉不适，但使用卫生棉条即可解决。